Michael Helfferich/Walther Hohenester

Homöopathische
Hausapotheke

Beschwerden und Krankheiten wirkungsvoll lindern: von Abszess bis Zerrung
Extra: die 31 wichtigsten homöopathischen Mittel für zu Hause

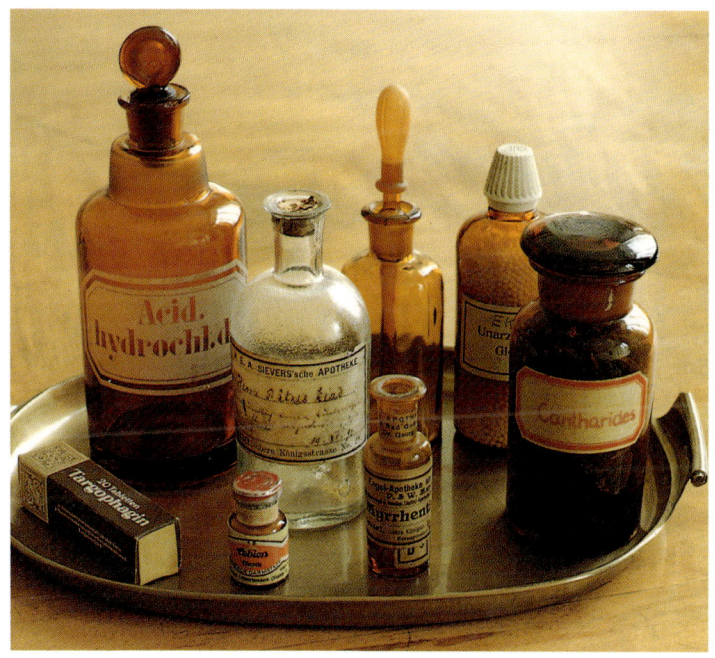

SÜDWEST

Inhalt

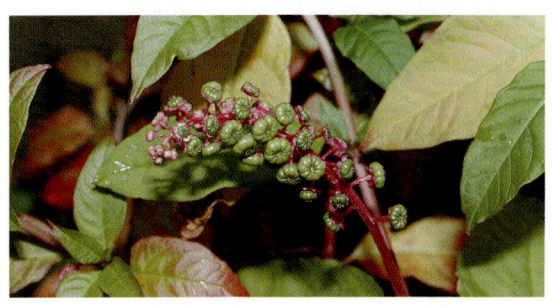

Phytolacca – die amerikanische Kermesbeere.

Vorwort   4

Heilprinzipien der Homöopathie   6

Selbstheilungskräfte werden
  angeregt   6
Die Potenzen   8

Krankheiten von A bis Z   12

Abszess, Eiterung   12
Akne   13
Aphthen   15
Appetitstörungen   16
  – mangelnder Appetit   16
  – gesteigerter Appetit   17
Bauchschmerzen   18
Bindehautentzündung   20
Blähungen   22
Blasen- und Nieren-
  entzündungen   24
Durchfall   26
Ekzeme   29
Erbrechen   30
Erkältungen   31
Fieber   32

Gallenblasenbeschwerden   33
Grippaler Infekt   34
Hämorrhoiden   36
Halsschmerzen   37
Heiserkeit   39
Hexenschuss   41
Husten, Bronchitis   42
Insektenstiche   46
Ischialgie   47
Kater, Völlerei   48
Magenschmerzen   48
Mundgeruch   50
Nervenschmerzen   51
Nervosität   52
Ohnmacht   53
Ohrenschmerzen   54
Reisekrankheit   56
Reizhusten   57
Rückenschmerzen   59
Ruhelosigkeit   60
Schlaflosigkeit   62
Schnupfen   63
Schulterschmerzen   64
Sehnenscheidenentzündung   66
Sodbrennen   67
Sonnenbrand   68
Sonnenstich   69
Stimmverlust   71
Übergewicht   72
Verbrennungen   73
Verstopfung   75
Wetterfühligkeit   77
Zahnfleischbluten   78
Zerrungen   78

Die 31 wichtigsten Arzneimittel

Die 31 wichtigsten Arzneimittel 80

Aconitum napellus/blauer
    Eisenhut, Sturmhut 80
Allium cepa/Küchenzwiebel 80
Apis mellifica/Honigbiene 81
Arnica montana/Bergwohlverleih 81
Arsenicum album/Arsentrioxid,
    weißes Arsenik 82
Belladonna/Tollkirsche 82
Bryonia alba/weiße Zaunrübe 82
Carbo vegetabilis/Holzkohle 83
Chamomilla/echte Kamille 83
China/Chinarinde 84
Ferrum phosphoricum/
    Eisenphosphat 84
Gelsemium/wilder gelber Jasmin 84
Ignatia amara/Ignatiusbohne 85
Kalium bichromicum/Kalium-
    bichromat 85
Kalium carbonicum/Pottasche 85
Lachesis/Buschmeisterschlange 85
Ledum/Sumpfporst 86
Lycopodium/Bärlapp 86
Magnesium phosphoricum/
    Magnesiumphosphat 87
Mercurius solubilis/Quecksilber 87
Natrium muriaticum, Natrium
    chloratum/Kochsalz 87
Nux vomica/Brechnuss 88
Phosphorus/weißer Phosphor 88
Pulsatilla/Küchenschelle 89
Rhus toxicodendron/Giftefeu 90
Sepia/Tinte des Tintenfischs 90
Ruta graveolens/Gartenraute,
    Weinraute 90

Silicea/Kieselsäure 91
Sulfur/Schwefelblüte 92
Thuja occidentalis/abend-
    ländischer Lebensbaum 93
Veratrum album/weißer Germer 93

Über dieses Buch 94

Arzneimittelregister 95

Sachregister 96

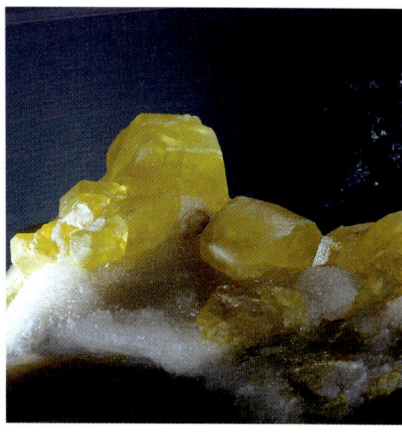

Sulfur – der Schwefel-kristall.

Hyoscyamus niger – das Bilsenkraut.

Vorwort

Der Begriff »Homöopathie« kommt aus dem Griechischen und bedeutet »ähnliches Leiden«. Grundlegend für die Lehre der Homöopathie ist deshalb die Ähnlichkeitsregel: Ähnliches werde durch Ähnliches geheilt (similia similibus curentur). Das bedeutet: Eine Substanz, die beim Gesunden eine Reihe von Krankheitssymptomen hervorruft, kann einen kranken Menschen, der ähnliche Symptome aufweist, heilen.

Folgendes Beispiel wird Ihnen das noch verdeutlichen. Stellen Sie sich vor, Sie hätten ein hochrotes, glänzendes Gesicht mit weiten Pupillen, Sie würden am ganzen Körper schwitzen, im Bett dampfen und beim Aufdecken frieren. Dazu käme starker Durst, die Halsadern würden sichtbar pulsieren, die Schleimhäute wären zunächst glühend rot, später dunkelrot und gefleckt; der Puls wäre klopfend hart, schnell und voll und das Fieber stiege an.

All diese Symptome treten auf, wenn ein gesunder Mensch Tollkirschen (Atropa belladonna) isst. Ihre Einnahme führt normalerweise bei Nichtbehandlung zum Tode. Belladonna, in einer homöopathischen Dosierung, wirkt allerdings – nach der oben genannten Ähnlichkeitsregel – gegen eine fieberhafte Erkältung mit den oben geschilderten Symptomen.

Hilfe aus Ihrer homöopathischen Hausapotheke

Mit diesem Ratgeber legen Sie den Grundstein für Ihre individuelle homöopathische Hausapotheke. Sie können sich alle beschriebenen Arzneien in den angegebenen Potenzen besorgen, um so für fast alle Fälle gewappnet zu sein. Ebenso ist es möglich, sich nur mit Arzneimitteln für solche Beschwerden zu bevorraten, die für Sie unmittelbar in Frage kommen. Ihr Apotheker berät Sie gerne hierbei.

Wir haben für jeden Beschwerdebereich nur die Mittel aufgeführt, die uns am wichtigsten erschienen, und zwar in der Reihenfolge der Häu-

In der Homöopathie wird eine Krankheit von Grund auf behandelt. Das bedeutet, dass sich die Behandlung nicht nur nach einem Symptom oder nach den Beschwerden richtet, sondern es wird der Mensch als Ganzes betrachtet.

figkeit ihrer Verwendung. Wir möchten daher eindringlich darauf hinweisen, dass bei jedem Krankheitsbild mindestens ein Dutzend weiterer Mittel in Frage kommt.

Wichtiges Hintergrundwissen

Dieses Buch versetzt Sie nicht nur in die Lage, sich in einigen Fällen gezielt und erfolgreich selbst helfen zu können. Es zeigt Ihnen auch, welche Beobachtungen zur Wahl des richtigen homöopathischen Heilmittels angestellt werden müssen. Dieses Grundlagenwissen erleichtert Ihnen auch die Verständigung und die Zusammenarbeit mit Ihrem homöopathischen Arzt oder Heilpraktiker.

Wir empfehlen Ihnen, sich diesen Ratgeber in Muße zu Gemüte zu führen, damit Sie sich bei Bedarf darin schnell zurechtfinden. Um Ihnen den Zugriff zu erleichtern, haben wir die Krankheiten alphabetisch geordnet, am Ende des Ratgebers finden Sie ein Beschwerde- und ein Arzneimittelregister.

Michael Helfferich/Walther Hohenester

Es gibt mittlerweile auch verschiedene homöopathische Taschenapotheken im Handel. Fragen Sie Ihren Apotheker danach.

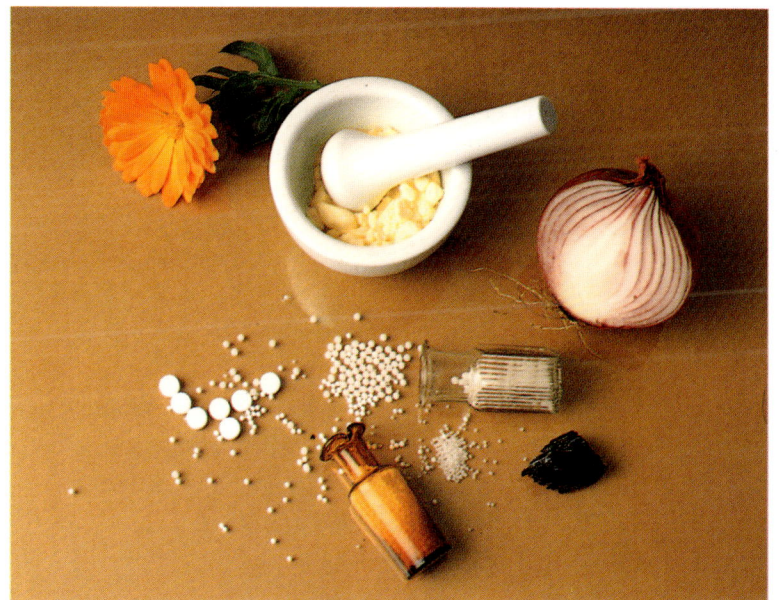

Homöopathische Arzneien werden aus natürlichen »Rohstoffen« hergestellt. Sie sind als Tabletten, Kügelchen (Globuli) und Tropfen im Handel.

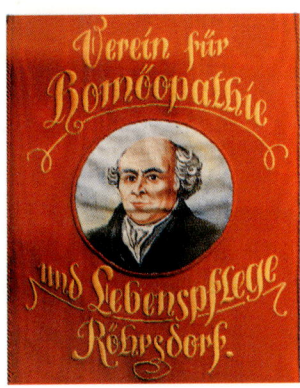

Der Arzt und Begründer der Homöopathie, Samuel Hahnemann, geboren 1755 in Meißen, gestorben 1843 in Paris.

Heilprinzipien der Homöopathie

Selbstheilungskräfte werden angeregt

Die Homöopathie basiert auf dem Ähnlichkeitsprinzip. Das richtige homöopathische Mittel dient dazu, die Selbstheilungskräfte des Körpers anzuregen. Grundlage für dieses Prinzip sind die folgenden Erfahrungen:

▶ Schwache Reize entfachen die Lebenskraft.
▶ Mittlere Reize hemmen die Lebenskraft.
▶ Starke oder stärkere Reize heben die Lebenskraft auf.

Die homöopathische Untersuchung

Grundlage für eine homöopathische Behandlung ist eine gründliche Untersuchung. Dabei sind Laborwerte, Blutdruckmessungen oder Röntgenaufnahmen für den Homöopathen zwar wichtig, dienen aber lediglich zur Unterstützung seiner Befunderhebung. Diese beschäftigt sich nicht nur mit den Beschwerden des Patienten, sondern auch mit vielen Faktoren, die seine Persönlichkeit ausmachen.

Eine sorgfältige homöopathische Fallaufnahme, die sogenannte Anamnese, dauert mindestens eine Stunde und berücksichtigt auch das äußere Erscheinungsbild des Patienten, seine Haltung, seine Redeweise u. v. a. m.

Der homöopathisch arbeitende Arzt oder Heilpraktiker behandelt nicht allein den Schnupfen, das Kopfweh, den Durchfall, sondern die Gesamtsymptome, unter denen der Patient leidet. Deshalb gibt es beispielsweise bei Husten oder Schnupfen eine Vielzahl homöopathischer Mittel (da der einzelne Husten oder Schnupfen auch verschiedene Symptome aufweist).

Homöopathische Arzneien regen die Lebenskraft des Organismus an. Als Folge davon ist der Körper dann in der Lage, sich selbst zu heilen.

Aus diesem Grund kann auch ein einziges homöopathisches Mittel für mehrere verschiedene Krankheiten, die zum Teil ja gleiche Symptome aufweisen, angewendet werden.

Samuel Hahnemann

Begründer der Homöopathie ist Samuel Hahnemann (1755 bis 1843). Er prägte ihren Grundsatz, die Ähnlichkeitslehre, führte unzählige Selbstversuche durch und schrieb wissenschaftliche Werke über die Homöopathie, die bis heute Gültigkeit haben. Er war bis zu seinem Tode als homöopathischer Arzt tätig. Samuel Hahnemann entdeckte auch das Phänomen der Potenzierung. Nachdem er festgestellt hatte, dass die von ihm verwendeten Urtinkturen viel zu heftige Reaktionen bei seinen Patienten hervorriefen, begann er die Urtinkturen zu verdünnen. Dabei fand er heraus, dass seine Mittel umso wirksamer wurden, je mehr er sie verdünnte. Hahnemann musste diesen Vorgang neu benennen. Er schuf daher den Begriff »potenzieren«, das bedeutet, einen natürlichen Stoff wirksamer machen.

Hahnemann stellte fest, dass Ähnliches durch Ähnliches geheilt wird. Seine Urtinkturen wirkten umso mehr heilend, je stärker er sie verdünnte, d. h. potenzierte.

Grundbegriffe der Homöopathie

▶ Ähnlichkeitsgesetz
Es beschreibt das Prinzip zur Auffindung der geeigneten Arzneien: Ähnliches wird durch Ähnliches geheilt. Zur Behandlung wird eine Arznei in »potenzierter« Dosis eingesetzt, die in hoher Dosis beim Gesunden ein ähnliches Krankheitsbild hervorruft.
▶ Simile
Hierbei handelt es sich um das Arzneimittel, das beim jeweiligen Beschwerdebild spezifisch die Lebenskraft entfacht.

▶ Urtinktur
Homöopathika werden aus einer Urtinktur hergestellt. Die Ausgangsstoffe dazu stammen von Pflanzen, Tieren, Mineralien, Metallen und Krankheitserregern.
▶ Potenzen
Die Urtinktur wird in festgelegten Schritten (Potenzen) verdünnt und verschüttelt.
▶ Globuli
Das sind Streukügelchen aus Saccharose, auf die die jeweilige Arznei aufgetragen ist.

Die Potenzen

Hahnemann verdünnte seine Urtinkturen zunächst in Hunderterschritten, die sogenannten C-Potenzen; später, gegen Ende seines Lebens, entwickelte und verwendete er zudem noch die LM-Potenzen. In der hiesigen Homöopathie existieren von jedem Mittel D-, C- oder LM-Potenzen. Sie bezeichnen die Art der Verdünnung.

Nur die C- und die LM-Potenzen gehen auf Samuel Hahnemann zurück. Die LM-Potenzen werden von manchen Herstellern auch als Q-Potenzen (abgeleitet vom lateinischen »quinquaginta mila«) bezeichnet. Dieser Name hat sich allerdings nicht durchgesetzt.

C-Potenzen

▶ Ein Teil der Ursubstanz wird mit 99 Teilen Alkohol vermischt, wobei 100 kräftige Schüttelschläge ausgeführt werden; so entsteht die Potenz C1.
▶ Ein Teil C1-Verdünnung ergibt mit 99 Teilen Alkohol nach 100 kräftigen Schüttelschlägen die Potenz C2 usw.
▶ Die Verdünnung wird so lange fortgesetzt, bis beispielsweise die C200 oder noch höhere Potenzen erreicht werden.

LM-Potenzen

LM steht für ein Mischungsverhältnis von 1 zu 50 000. Die Potenzierung geschieht über Streukügelchen (Globuli), die mit einem Tropfen der entsprechenden Lösung getränkt, aufgelöst und wieder getränkt werden.

LM6 bedeutet also ein sechsmaliges stufenweises Dynamisieren in 50 000er Schritten aus der zugrunde liegenden Potenz C3. Die Potenzierung über Globuli hat Hahnemann erst in seinen letzten Lebensjahren entwickelt. Die LM-Potenzen werden auch noch mit diesem Verfahren zubereitet.

D-Potenzen

Dieses Herstellungsverfahren wurde in den dreißiger Jahren dieses Jahrhunderts von deutschen Ärzten eingeführt. D-Potenzen werden nur in Deutschland hergestellt und verwendet.

Eine pauschale Beurteilung der verschiedenen Dosierungen ist schwierig. Homöopathische Mittel wirken sehr individuell und damit bei jedem Patienten anders.

▶ C-Potenzen wirken rascher

▶ LM-Potenzen wirken erfahrungsgemäß sanfter

▶ Niedrige Potenzen von D4 bis D6 können öfter eingesetzt werden. Man gibt dann zwei- bis dreimal jeweils fünf bis sieben Tropfen oder Globuli (Kügelchen). Bei Kindern genügen zwei- bis dreimal je vier Globuli.

▶ In akuten Fällen kann die Dosierung viertel- bis halbstündlich erfolgen, so lange, bis eine Besserung eintritt. Anschließend reduziert man die Dosierung auf drei, schließlich auf eine Gabe täglich.

▶ Um D-Potenzen herzustellen, mischt man einen Tropfen der Urtinktur mit neun Teilen Alkohol während man zehn kräftige Schüttelschläge ausführt ; so entsteht die erste Dezimalpotenz D1.

▶ Diese Potenz verdünnt man mit weiteren neun Teilen Alkohol bei zehn weiteren kräftigen Schüttelschlägen und erhält so D2. Das Verfahren dieser schrittweisen Verdünnung kann beliebig oft fortgesetzt werden.

Kritik an der Homöopathie

Ab einem bestimmten Schritt der Verdünnung oder Verreibung ist kein einziges Atom der ursprünglichen Substanz mehr nachweisbar, zumindest nicht mit den heutigen physikalischen und chemischen Verfahren. Kritiker fragen deshalb, wie das Mittel dann überhaupt noch wirksam sein kann. Sie übersehen allerdings den entscheidenden Prozess des Verschüttelns oder Verreibens. Theorien, die durch den Vorgang des Potenzierens freigesetzten Kräfte zu erklären, existieren bereits. Durch die Quantentheorie ist man dem Rätsel einen großen Schritt näher gekommen.

Trotzdem: Eine schlüssige Erklärung, wie beispielsweise eine hohe C-Potenz wirken soll, gibt es (noch) nicht. Dass die Wirkung aber vorhanden ist, zeigen die täglichen, immer wieder aufs Neue verblüffenden Heilerfolge der Homöopathie.

Niedrige Potenzen müssen häufiger gegeben werden. Je akuter die Krankheit ist, desto schneller muss die passende Arznei erneut gegeben werden. Bitte beachten Sie die bei jedem Mittel angegebene Dosierung und die Häufigkeit der Anwendung.

Die Einnahme zu hoher wie zu niedriger Potenzen oder die zu häufige Einnahme können eine Verstärkung der Beschwerden bewirken oder auch die beabsichtigte Wirkung aufheben. Mit den im Folgenden angegebenen Potenzen, in der von uns empfohlenen Weise eingenommen, können Sie solche unbeabsichtigten Effekte vermeiden.

Das richtige Mittel finden

Die Homöopathie beobachtet in erster Linie die Symptome einer Krankheit im körperlichen, seelischen und geistigen Bereich:
- ▶ Seit wann besteht die Krankheit?
- ▶ Wo treten die Beschwerden auf?
- ▶ Wie äußern sich die Symptome?
- ▶ Was verbessert oder verschlechtert den Zustand? (die Modalitäten)
- ▶ In welcher Weise hat sich das Allgemeinbefinden verändert?
- ▶ Was erscheint mir sonst noch auffällig oder eigenartig? (Gelüste, Abneigungen, Bedürfnisse)

Wenn Sie neben dem genauen Beschwerdebild auch die auslösenden Begleitumstände kennen und berücksichtigen, wird es viel leichter, das für Sie geeignete Arzneimittel zu finden.

Die Modalitäten

Die Frage nach Verschlechterung oder Verbesserung der Krankheit ist besonders wichtig. Sie beinhaltet den Begriff der Modalitäten. Das bedeutet: Wodurch wird der Zustand schlechter oder besser? Wann? Unter welchen Gemütsverfassungen?
Beispiel: Eine Übelkeit mit Durchfall und Erbrechen wird schlechter durch Kälte, durch kaltes und nasses Wetter, nach Mitternacht; sie wird besser durch Wärme und warme Getränke. Diese genannten Modalitäten sind ein deutlicher Hinweis auf Arsenicum album.

Die richtige Dosierung

Bitte verwenden Sie das ausgewählte Mittel in der von uns empfohlenen Dosierung! Allgemein gilt: In akuten Fällen kann die Dosierung eines Mittels viertel- bis halbstündlich erfolgen, bis Besserung eintritt. Anschließend reduziert man die Dosierung zunächst auf drei, später auf eine Gabe täglich. Bei der Einnahme sollte darauf geachtet werden, dass die Globuli zehn Minuten vor dem Frühstück, Mittag- und/oder Abendessen – also ein- bis dreimal täglich – unter die Zunge gelegt werden. Dort können sie sich langsam auflösen. Vorher sollte der Mund mit etwas Wasser ausgespült werden.

Einnahme

Wir haben auf den folgenden Seiten bei jedem besprochenen homöopathischen Mittel die Dosierung genau angegeben. Sie erfolgt im Allgemeinen in der Darreichungsform der Globuli.

Stellen Sie bei akuten Beschwerden nach der dritten Einnahme (bei chronischen nach einer Woche) keinerlei Besserung fest, setzen Sie dieses Mittel ab. Sie können dann noch ein bis zwei weitere Mittel in der jeweils angegebenen Dosierung anwenden, oder Sie wenden sich an einen erfahrenen Homöopathen. Bessern sich Ihre Beschwerden mit dem verwendeten Mittel nicht vollständig, dann nehmen Sie drei bis fünf Tage lang dieses Mittel in der Potenz C12 ein, einmal täglich fünf Globuli. Im Zweifelsfall wenden Sie sich bitte an Ihren Hausarzt, Ihren Apotheker oder an einen erfahrenen Homöopathen.

> Unter dem Konstitutionsmittel versteht der Homöopath das Arzneimittel, das nicht nur mit dem Beschwerdebild, sondern auch mit den wichtigsten Wesenszügen des Kranken übereinstimmt.

Konstitutionsmittel

Der Homöopath behandelt nicht die Krankheit, sondern den kranken Menschen. Er beobachtet all seine Symptome vor der Behandlung. Die Art der Schmerzen, die ein Patient schildert, ist ihm genauso wichtig wie beispielsweise seine Kleidung, seine Sprache oder seine Reaktion auf äußere Einflüsse.

Das Mittel, das mit dem gesamten Symptomenbild eines Menschen körperlich, geistig und emotional am meisten übereinstimmt, nennt man Konstitutionsmittel.

Ein Patient ist z. B. ein Arsenicum-album-, ein Pulsatilla-, ein Sepia-Typ, wenn er seinem homöopathischen Mittel (Arsen, Pulsatilla, Sepia) in seinem Gesamterscheinungsbild am ähnlichsten ist (siehe Kapitel »Die 32 wichtigsten Arzneimittel«, Seite 80).

Krankheiten von A bis Z

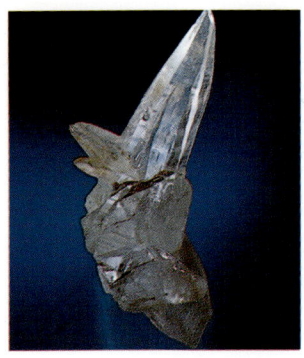

Aus dem Bergkristall wird das homöopathische Arzneimittel Silicea gewonnen.

Abszess, Eiterung

Bei Abszessen und Eiterungen besteht die Gefahr einer weiteren Ausdehnung des Prozesses oder des Eindringens der Eitererreger in das Blut- und Lymphsystem, was zu einer Blutvergiftung führen kann. Am günstigsten ist es für den Körper, wenn der Eiter nach außen abfließen kann. Das ist entweder durch einen chirurgischen Schnitt oder durch das passende der folgenden homöopathischen Mittel zu erreichen. Zur Unterstützung der Behandlung können Sie Auflagen aus Quark- oder Heilerde sowie Zugsalben anwenden.

Myristica sebifera

Dieses Mittel gilt als »homöopathisches Messer«. Myristica sebifera beschleunigt das Abwehrgeschehen, der Abszess öffnet sich und der Eiter fließt nach außen ab.

▶ Dosierung: halbstündlich 5 Globuli Myristica sebifera C3; 3-mal täglich 5 Globuli, wenn sich der Abszess nach außen geöffnet hat

Belladonna

Belladonna eignet sich bei folgenden Symptomen: Die Hautstelle ist dunkelrot und stark geschwollen, sehr heiß und schmerzt heftig, oftmals klopfend. Es besteht eine ausgeprägte Berührungs- und Druckempfindlichkeit. Kopfschmerzen stellen sich ein, der Betroffene ist gereizt und aggressiv.

▶ Dosierung: halbstündlich 3 Globuli Belladonna C6, bei Besserung (maximal) 3-mal täglich 5 Globuli

Hepar sulfuris

Bei Verletzungen, die leicht eitern, hilft Hepar sulfuris. Die eiternden Wunden bzw. die Abszesse sind extrem schmerzhaft und berührungsempfindlich, der Patient schwitzt und hat stechende Schmerzen.

Bei der Einnahme des homöopathischen Mittels in der niedrigen Potenz erfolgt in der Regel die Öffnung des Abszesses nach außen. Bei Verwendung der höheren Potenz wird der Eiter durch den Körper abgebaut.

12

Eine Verschlechterung der Beschwerden tritt durch Kälte oder Berührung ein. Warme Umschläge verbessern den Zustand des Patienten.
▶ Dosierung: stündlich 1 Tablette Hepar sulfuris C4, bei Abfluss des Eiters 3-mal täglich eine Tablette; oder stündlich 3 Globuli C12, bei Besserung der Beschwerden 3-mal täglich 3 Globuli

Silicea
Bei Patienten mit empfindlicher, dünner und blasser Haut, die die Tendenz zu lang anhaltenden Eiterungen aufweisen, hilft Silicea. Es ist geeignet bei Eiterungen nach Schnittverletzungen mit Glas. Auch eitrige Nagelbettentzündungen sprechen auf Silicea an.
▶ Dosierung: stündlich 1 Tablette Silicea C4, danach 3-mal täglich 1 Tablette; oder stündlich 3 Globuli C12, dann 3-mal täglich 3 Globuli

Akne

Die Akne als entzündliche Erkrankung der Haarfollikel und Talgdrüsen geht meist auf eine Schwächung der Darmfunktion, der Verdauungsorgane oder auf eine hormonelle Störung zurück. Als allgemeine Maßnahmen empfehlen wir eine vitaminreiche Rohkost, das Trockenbürsten der Haut und das Meiden von Zucker, Süßigkeiten, Alkohol und Nikotin.

Eine gute Grundbehandlung bei Akne bietet beispielsweise die Produktserie der Firma Wala: Akne-Kapseln, Akne-Gesichtswasser, Akne-Gesichtsdampfbad und Akne-Gesichtsmaske. Sie erhalten diese Produkte in der Apotheke.

Selenium
Gegen Jugendakne, die durch sehr fettige Haut, das typische Salbengesicht und viele kleine juckende Bläschen oder Mitesser gekennzeichnet ist, hat sich Selenium bewährt. Häufig finden sich als Symptome auch trockene, schuppige Ausschläge in den Handinnenflächen sowie Jucken an den Fingergelenken und zwischen den Fingern.
Vor und während der Periode verschlechtert sich der Zustand.
▶ Dosierung: 1-mal täglich 5 Globuli Selenium C12

Silicea
Bei Pickeln, Mitessern und Furunkeln, die sich leicht entzünden und eitern, hilft Silicea. Die Aknepusteln sind oft hart und hinterlassen

Gesunde Nahrungsmittel bei Akne

▶ Viel frisches Obst und Gemüse
▶ Vollkornprodukte

▶ Milch und Milchprodukte
▶ Kräutertees mit Zinnkraut, Löwenzahn und Brennnessel

Narben. Die Fingernägel sind häufig verdickt oder verkrüppelt, brechen leicht ab oder haben weiße Flecken.

▶ Dosierung: 1-mal täglich 5 Globuli Silicea C12

Kalium bromatum

Bräunliche, harte und juckende Pickel im Gesicht, an Brust und Schultern, aus denen beim Kratzen ein rahmartiges Sekret austritt, kann man mit Kalium bromatum behandeln. Weitere Kennzeichen sind Benommenheitsgefühle, nervöse Unruhe, besonders der Hände. Kalium bromatum hilft auch bei Flechten mit starkem Juckreiz, der sich oft über den gesamten Körper ausdehnt. Die Akne verschlechtert sich während der Menstruation oder in der Bettwärme.

▶ Dosierung: 1-mal täglich 5 Globuli Kalium bromatum C6

Juglans regia

Bei ganz gewöhnlicher Akne im Gesicht, an Schultern und Rücken hilft Juglans regia. Typisch ist auch, dass die Haut bei Hitze juckt und prickelt. Durch Kratzen verschlechtert sich die Akne.

▶ Dosierung: 2-mal täglich 5 Globuli Juglans regia C3

Sulfur jodatum

Bei Jugendakne, die sich zu eiternden Knötchen entwickelt, hat sich Sulfur jodatum bewährt. Charakteristisch ist, dass die betroffenen Hautstellen von einem dunkelroten Rand umgeben sind. Auch bei Bartflechte mit eiternden Knötchen und roten Flecken ist das Mittel anwendbar. Kennzeichnend ist auch, dass die Patienten trotz reichlichen Appetits nicht zunehmen.

▶ Dosierung: 1-mal täglich 5 Globuli Sulfur jodatum C6

Drücken Sie nie selbst an Pickeln oder Mitessern herum. Überlassen Sie das einer erfahrenen Kosmetikerin. Ansonsten besteht die Gefahr einer zusätzlichen Entzündung und der Entstehung von hässlichen Narben.

Hepar sulfuris

Jugendliche mit starker Akne und trockener Haut sprechen auf Hepar sulfuris gut an; die Pusteln mit weißem Eiter schmerzen stechend. Die Patienten erkälten sich häufig nach Abkühlung oder durch Zugluft und sind anfällig für Halsentzündungen durch kalte Luft oder kalte Getränke. Sie sind unzufrieden und ärgern sich leicht über Bagatellen.

▶ Dosierung: 1-mal täglich 5 Globuli Hepar sulfuris C12

Aphthen

Bei gelegentlich oder häufig auftretenden Aphthen oder anderen Erkrankungen der Mundschleimhaut empfiehlt es sich, abzuklären, ob nur eine Sorte Metalllegierung im Mund (Zahnfüllungen, Brücken) vorkommt. Durch eine Stuhluntersuchung sollte sichergestellt werden, dass der Darm nicht von Pilzen oder anderen Keimen besiedelt ist.

Sempervivum

Ein spezifisches Aphthenmittel, welches bis zum Abklingen der Beschwerden eingenommen werden kann, ist Sempervivum.

▶ Dosierung: 3-mal täglich 5 Globuli Sempervivum C4

Borax

Weiße Aphthen auf Mundschleimhaut und Zunge, die sich rasch entwickeln und leicht bluten, reagieren auf Borax. Meist klagen die Patienten über einen trockenen Mund, auch Durchfall kann bestehen.

▶ Dosierung: 3-mal täglich 3 Globuli Borax C6, bei Besserung 1-mal täglich 5 Globuli

Mercurius solubilis

Eine bläulich rote Entzündung von Zahnfleisch und Mundschleimhaut mit Neigung zu Aphthen und Geschwüren verweist auf Mercurius solubilis. Der Speichelfluss ist oft blutig; die Patienen haben einen üblen Mundgeruch. Die Zunge ist schmierig gelbgrün belegt, mit Zahneindrücken am Rand. Das Zahnfleisch ist schwammig, sehr berührungsempfindlich und blutet leicht, z. B. bei Berührung.

Zur unterstützenden Behandlung bei Aphthen können Sie Pinselungen mit Propolisextrakt, Calendula-, Tormentill- oder Hamamelistinktur (aus der Apotheke) vornehmen.

Borax ist häufig das geeignete Arzneimittel bei Mundfäule von Kleinkindern.

Die Zähne können sich lockern. Eine Verstärkung der Schmerzen tritt nachts auf und wird durch Wärme und warme Getränke begünstigt.

▶ Dosierung: 2-mal täglich 5 Globuli, bei Besserung 1-mal täglich 5 Globuli Mercurius solubilis C6

Acidum nitricum

Die leicht blutenden Aphthen und Geschwüre schmerzen heftig, als ob Nadeln oder Holzsplitter in den entzündeten Stellen steckten. Es besteht starker Speichelfluss mit stinkendem Mundgeruch und süßlichem Geschmack, das Zahnfleisch ist meist schwammig und zieht sich von den Zahnhälsen zurück. Es blutet bereits, wenn man daran saugt. Entlang der Mittellinie der roten, feuchten Zunge sieht man oft eine Furche, Mundwinkel und Lippen sind rissig.

▶ Dosierung: 2-mal täglich 5 Globuli Acidum nitricum C6, bei Besserung 1-mal täglich 5 Globuli

> Wenn konzentrierte Salpetersäure mit der Haut oder den Schleimhäuten in Berührung kommt, entwickelt sich ein bestimmtes Beschwerdebild: Es ist dem der Aphthen ähnlich, die mit Acidum nitricum zur Ausheilung gebracht werden können.

Acidum sulfuricum

Aphthen und Geschwüre sondern ein dunkles und dünnflüssiges blutiges Sekret ab, das Zahnfleisch blutet leicht, es besteht starker Speichelfluss und übler Mundgeruch. Oft sind hastige, kraftlose und leicht frierende Menschen mit Sodbrennen und saurem Aufstoßen betroffen.

▶ Dosierung: 2-mal täglich 5 Globuli Acidum sulfuricum C6

Appetitstörungen

Der Appetit entspricht bei den meisten Menschen einem Barometer für ihr körperliches und seelisches Grundbefinden. Körperliche Erkrankungen, Anspannung, Überforderung, Kummer und Sorgen, Depressionen u. a. finden darin ihren Ausdruck.

> Bei Appetitstörungen gilt es neben dem Einsatz homöopathischer Mittel vorrangig, an der Ursache der Störungen zu arbeiten.

Appetitstörungen – mangelnder Appetit

China

Nach schweren Krankheiten oder Blut- und Flüssigkeitsverlusten fehlt der Appetit trotz Hungers aufgrund eines Völlegefühls. Überwindet sich der Betroffene doch zum Essen, so kehrt der Appetit meist nach den ersten Bissen zurück. China C6 hilft auch gegen Appetitlosigkeit bei Nebelwetter.

▶ Dosierung: 2-mal täglich 5 Globuli China C6

Sulfur

Der Appetit verschwindet beim Anblick von Speisen, dafür besteht vermehrter Durst.

▶ Dosierung: 2-mal täglich 5 Globuli Sulfur C6

Ignatia

Bei Liebeskummer oder Enttäuschungen kommt es – meist tagsüber – zu Appetitverlust. Nachts treten dann oft Heißhungeranfälle auf, die am Schlafen hindern. Es besteht eine Abneigung gegen das Essen, die Speisen schmecken nicht. Verschlechterung während der Periode.

▶ Dosierung: 2-mal täglich 5 Globuli Ignatia C6

Bei länger anhaltender Appetitlosigkeit oder übergroßem Appetit sollte besonders bei Kindern auch die Möglichkeit eines Wurmbefalls in Betracht gezogen werden. Ihr Arzt oder Homöopath wird Ihnen auch hier sicher weiterhelfen.

Appetitstörungen – gesteigerter Appetit

Solanum tuberosum

Dieses Mittel gilt als pflanzlicher Appetitzügler

▶ Dosierung: 3-mal täglich 10 Globuli Solanum tuberosum C3

Lycopodium

Nachmittags und nachts tritt Heißhunger auf, der den Schlaf stört. Lycopodium wirkt auch gegen gesteigerten Appetit bei Magenschmerzen. Der Heißhunger kann schon bald nach der Mahlzeit erneut auf-

Schwangerschaftsgelüste

Heißhunger auf Süßes sollten Sie nur bedingt nachgeben, denn Zuckerhaltiges verschlechtert den Zahn- und Knochenaufbau des Ungeboremen. Lassen Sie es sich daher doch anders gut gehen: beispielsweise mit Spaziergängen, Massagen, Musik und guten Gesprächen.

kommen, dann aber bereits nach wenigen Bissen abklingen oder sich im Verlauf des Essens weiter steigern.

▶ Dosierung: 2-mal täglich 5 Globuli Lycopodium C6

Calcium carbonicum

Beruht der Heißhunger auf einem ständigen Leeregefühl im Magen, das auch nach dem Essen nicht nachlässt, z. B. bei Durchfall, ist Calcium carbonicum angezeigt. Es besteht meist ein Verlangen nach zuckerhaltigen Süßigkeiten, Eis und Eiern sowie ein Verlangen nach oder eine Abneigung gegen Milch.

▶ Dosierung: 2-mal täglich 3 Globuli Calcium carbonicum C12

Bauchschmerzen

Bauchschmerzen können ein Begleitsymptom vieler Erkrankungen sein. Dahinter können sich u. a. Gallenkoliken, Nierenerkrankungen oder eine Blinddarmentzündung verbergen. Besonders kleine Kinder reagieren auf sehr viele Krankheiten mit Bauchschmerzen.

Nux vomica

Krampfartige Bauchschmerzen nach enttäuschtem Ehrgeiz, nach Ärger oder Zorn, nach Arzneimittelmissbrauch (z.B. nach Schmerz- und Abführmitteln), nach übermäßigem Alkohol-, Nikotin- oder Kaffeegenuss, nach zu reichlichem oder schwerem Essen und nach verdorbener Nahrung. Der Patient klagt über Völlegefühl, Blähungen im Oberbauch, Sodbrennen, Verstopfung; die Magenschmerzen beginnen ca. eine Stunde nach dem Essen. Morgens verschlechtert sich der Zustand. Auch schwere Speisen, Alkohol oder Ärger wirken negativ. Besserung tritt durch Wärme, warme Wickel und Ruhe ein.

▶ Dosierung: stündlich 3 Globuli Nux vomica C6, bei Besserung 2-mal täglich 5 Globuli

Magnesium phosphoricum

Bei krampfartigen Schmerzen aller Art. Die Schmerzen verschlechtern sich durch Kälte, Berührung oder während der Periode.

Calcium carbonicum D6 hilft auch bei Sodbrennen mit saurem Geschmack im Mund.

Bei sehr starken oder immer wiederkehrenden Bauchschmerzen sollten Sie mit Ihrem Arzt oder Heilpraktiker die Ursache abklären.

Besserung erfolgt durch Druck, indem der Patient sich zusammen-krümmt, eine Wärmflasche auflegt oder die schmerzenden Bereiche massiert.

▶ Dosierung: stündlich 3 Globuli Magnesium phosphoricum C12, bei Besserung 1- bis 2-mal täglich 5 Globuli

Colocynthis

Gegen kolikartige Magen- und Darmschmerzen nach Ärger und Zorn, die sich anfühlen, als ob scharfe Steine gegeneinander reiben, hilft Colocynthis. Der Patient ist ungeduldig und gereizt, unruhig und ärgerlich. Verschlechterung der Beschwerden tritt nach dem Essen, nach Obst sowie vor und während der Periode auf. Eine Besserung erfährt der Patient durch Zusammenkrümmen, Vornüberbeugen und Anziehen der Beine sowie durch Wärme, festen Gegendruck und bei Blähungs- und Stuhlabgang.

▶ Dosierung: anfangs stündlich 3 Globuli Colocynthis C6, danach 2-mal täglich 5 Globuli

Magnesium phosphoricum können Sie auch als sogenannte Heiße Sieben (Funktionsmittel nach Schüssler) einsetzen: Lösen Sie zehn Tabletten Magnesium phosphoricum D6 in 250 Milliliter heißem Wasser auf, und trinken Sie es schluckweise alle 15 Minuten, bis der Schmerz ganz abgeklungen ist.

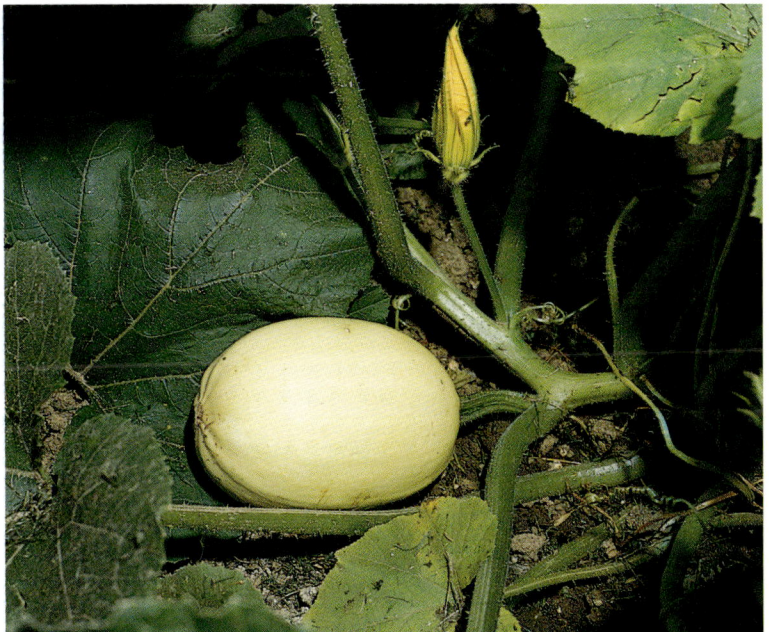

Citrullus colocynthis, die Koloquinthe, ist eine Pflanze aus der Familie der Kürbisgewächse. Die homöopathische Arznei Colocynthis wird aus den reifen, geschälten und entkernten Früchten zubereitet.

Bindehautentzündung

Die Bindehautentzündung oder Konjunktivitis kann entweder isoliert nach einer Überlastung des Auges oder im Zusammenhang mit einer Allgemeinerkrankung auftreten.

Begleitend können Sie bei Bindehautentzündung folgende Augentropfen der Firma Wala einsetzen: Euphrasia D3 bei starker Rötung, Echinacea/Quarz Compositum bei Rötung und Eiterung der Augen, dreimal täglich je ein Tropfen in beide Augen.

Belladonna

Tritt die Bindehautentzündung als Folge von zu starkem Licht (Gletscher, Schweißen), nasskaltem Wetter oder Zugluft auf, hilft Belladonna. Die Bindehaut ist leuchtend rot und geschwollen, die Pupillen sind erweitert. Das Auge bleibt meist trocken und ist sehr lichtempfindlich.

▶ Dosierung: 3-mal täglich 3 Globuli Belladonna C6

Euphrasia

Bei Bindehautentzündung nach Wind oder in Zusammenhang mit Erkältung oder Heuschnupfen ist Euphrasia geeignet. Charakteristisch ist der ständige brennend-scharfe Tränenfluss. Zuweilen ist die Bindehautentzündung eitrig, dadurch sieht die Bindehaut rot und geschwollen aus. Die Tränen fühlen sich heiß an, dazu kommt zwanghaftes Blinzeln. Verschlechterung durch Licht (Sonne, Kunstlicht), Lesen, Schreiben, Kälte, Wind; warme Räume. Besserung in der Dunkelheit oder durch Blinzeln.

▶ Dosierung: 3-mal täglich 3 Globuli Euphrasia C6

Bei der Verwendung von Augentropfen sollten Sie besonders streng auf das Verfalldatum achten und bereits angebrochene Packungen auf keinen Fall mehr benützen.

Pulsatilla

Tritt Tränenfluss mit reichlicher, milder, gelblicher oder eitriger Absonderung nach Wind oder kalter Luft oder im Rahmen einer Erkältung auf, hilft Pulsatilla. Die Lider sind rot und geschwollen, morgens beim Erwachen verklebt, aber schmerzlos. Auch Trockenheit mit Sandgefühl und einem starken Bedürfnis zu reiben kann auf Pulsatilla ansprechen. Gerstenkörner können ebenfalls mit Pulsatilla behandelt werden. Verschlechterung in warmen Räumen. Besserung in frischer Luft oder durch kalte Anwendungen am Auge.

▶ Dosierung: 1- bis 2-mal täglich 5 Globuli Pulsatilla C6

Ruta

Röte und Brennen der Augen mit Hitzegefühl sowie Kopfschmerzen nach Überanstrengung der Augen sind mit Ruta zu behandeln. Charakteristisch ist das ständige Bedürfnis, die Augen zu reiben sowie Schwierigkeiten bei der Nah- und Ferneinstellung (Akkomodation).

▶ Dosierung: 1- bis 2-mal täglich 5 Globuli Ruta C6

Sepia

Ein wichtiges Mittel bei Bindehautentzündungen im Frühling mit abendlicher Trockenheit der Augen ist Sepia. Die Lider sind rot und schuppig und können herabhängen. Es bewährt sich auch bei plötzlich nachlassender Sehstärke in Zusammenhang mit Gebärmuttererkrankungen. Verschlechterung morgens und abends oder bei heißem Wetter. Besserung tritt durch kaltes Baden ein.

▶ Dosierung: 2-mal täglich 3 Globuli Sepia C12

Aconitum

Tritt eine Bindehautentzündung nach trockenem kaltem Wind, nach Verletzungen oder durch Fremdkörper (Sand, Erde, Späne) auf, die mit heftigen Schmerzen verbunden ist, hilft Aconitum. Das Auge ist trocken, rot und es besteht ein Hitze- und Sandgefühl.

▶ Dosierung: alle 2 bis 3 Stunden 5 Globuli Aconitum C6, bis Besserung einsetzt

Apis

Bei eitrigen Entzündungen der Augen mit starker, glasiger Schwellung der Lider, Brennen, Stechen und heißen Tränen empfiehlt sich Apis.

▶ Dosierung: 3-mal täglich 3 Globuli Apis C6

Ferrum phosphoricum

Bei akuten Katarrhen, bei denen das brennende Auge trocken und rot entzündet ist, jedoch keinen Schleim oder Eiter absondert, eignet sich Ferrum phosphoricum zur Behandlung. Verschlechterung tritt durch Augenbewegung ein.

▶ Dosierung: 2-mal täglich 5 Globuli Ferrum phosphoricum C12

Ist ein Fremdkörper ins Auge gelangt, sollten Sie umgehend versuchen, ihn mit fließendem kalten Wasser herauszuspülen. Gelingt dies nicht, müssen Sie ihn von einem Augenarzt entfernen lassen.

Bei chronisch auftretenden Bindehautentzündungen sollten Sie Ihren Augenarzt aufsuchen. Er kann auch sicherstellen, dass die Augenreizung nicht im Zusammenhang mit einer schlecht korrigierten Sehschwäche entstanden ist.

Rhus toxicodendron

Entsteht eine Augenentzündung durch Nasswerden oder in Folge von feuchtkaltem Wetter, ist Rhus toxicodendron angezeigt. Die Lider sind ödematös geschwollen und morgens eitrig verklebt. Beim Öffnen der Augen ergießt sich ein Schwall heißer Tränen. Rötung oder Pickel entstehen dort, wo die Tränen die Haut benetzen. Es besteht eine hohe Lichtempfindlichkeit, so dass selbst nachts die Augen nicht geöffnet werden können.

▶ Dosierung: 2-mal täglich 5 Globuli Rhus toxicodendron C6

Natrium muriaticum

Wird bei einer Bindehautentzündung der Tränenfluss durch Wind ausgelöst, können Sie mit Natrium miriaticum behandeln. Weitere Kennzeichen sind: entzündete Lider mit Sandgefühl am Morgen, Absonderung von Schleim und Eiter bei Druck auf die Tränensäcke. Augendruck oder Kopfschmerzen bei angestrengtem Sehen, hohe Lichtempfindlichkeit, die Buchstaben laufen beim Lesen zusammen, die Tränen strömen das Gesicht hinunter beim Husten und beim Lachen. Wind verschlechtert den Zustand.

▶ Dosierung: 2-mal täglich 5 Globuli Natrium muriaticum C6

Thuja

Bei Entzündungen der Lider und Bindehaut mit Schwellung, Tränenfluss und Lichtempfindlichkeit ist Thuja das geeignete Mittel. Es zeigen sich schmerzlose Bläschen auf Binde- und Hornhaut. Der Patient hat das Gefühl, als ob ein kalter Luftstrom über das Auge bliese. Es kommt zu Trübsehen und Gesichtsfeldausfällen.

▶ Dosierung: 2-mal täglich 5 Globuli Thuja C6

> Bei einer Bindehautentzündung müssen Sie darauf achten, dass Ihre Augen keinem Wind, keiner kalten Luft, keinem Staub usw. ausgesetzt werden. Längeres starkes Weinen führt gelegentlich zu einer Linderung der Beschwerden – durch die Reinigungskraft der Tränen –, und manchmal kommt es sogar zu einer Spontanheilung.

Blähungen

Durch zu hastiges Essen, blähende Speisen (vor allem Hülsenfrüchte und Kohlarten sowie ungewohnte Nahrungsmittel), eine ungenügende Verdauung oder Luftschlucken kommt es zu einer – oftmals sehr schmerzhaften – Gasbildung im Magen-Darm-Trakt. Diese Blähungen werden meist von heftigen kollernden Darmgeräuschen begleitet. Zusätzlich können ein Völlegefühl im Magen, allgemeine Bauchschmerzen und ein unregelmäßiger Stuhlgang auftreten.

Lycopodium

Die Blähungen treten bereits während des Essens oder kurz danach auf, bevorzugt nach Milch, Süßem, Mehlspeisen sowie Zwiebeln und Knoblauch. Dabei gärt, gurgelt oder rumpelt es deutlich vernehmbar, vorwiegend im Unterbauch. Die Winde sind meist geruchlos und gehen bei Bewegung leicht ab. Aufstoßen erleichtert die Beschwerden nicht. Verschlechterung der Beschwerden beispielsweise durch Gürtel oder anderes Beengende um den Bauch herum.

▶ Dosierung: 2-mal täglich 5 Globuli Lycopodium C6

Carbo vegetabilis

Übel riechende Blähungen und Schmerzen im gesamten Bauchraum mit Aufstoßen verweisen auf Carbo vegetabilis. Hinzu kommen brennende Magenschmerzen, die zur Wirbelsäule zwischen den Schulterblättern ausstrahlen, und schon nach wenigen Bissen ein Völlegefühl ohne Sättigung. Die Verdauung ist unvollkommen. Verschlechterung durch Bewegung oder aufrechte Haltung. Besserung durch Aufstoßen.

▶ Dosierung: 2-mal täglich 3 Globuli Carbo vegetabilis C12

China

Bei Blähungen nach blähenden Speisen und Milch, ohne Erleichterung durch Windabgang oder saurem und bitterem Aufstoßen, hilft eine Behandlung mit China. Es besteht ein Völlegefühl im Magen mit Sättigung nach wenigen Bissen, oder ein Gefühl, als ob das Essen in der Speiseröhre stecken geblieben wäre. Durchfälle mit unverdauten Stühlen und starken Blähungen treten besonders nach dem Verzehr von Obst und Saurem auf. Verschlechterung nach dem Essen, insbesondere von Milch oder wässrigen Früchten. Die Berührung des Magens und des Bauches verschlimmert die Beschwerden ebenfalls. Besserung entsteht durch Wärme oder durch Zusammenkrümmen.

▶ Dosierung: 2-mal täglich 5 Globuli China C6

Bei chronisch anhaltenden Blähungen besteht der Verdacht, dass der Darmtrakt von Hefepilzen (z.B. Candida albicans) befallen ist. Um dies abzuklären, muss der Arzt oder Homöopath eine spezielle Stuhluntersuchung durchführen, damit er dann die entsprechende Therapie einleiten kann.

Nux vomica

Bei Blähungen mit Verstopfung oder Durchfall und heftigen Kolikschmerzen nach Völlerei, Alkohol, Kaffee, Stress oder Ärger wie auch bei mangelnder körperlicher Aktivität ist Nux vomica das Mittel der Wahl. Es besteht ein Magendruck wie von einem Stein, der zwei bis drei Stunden nach dem Essen andauert. Verschlechterung durch schwere oder zu reichliche Mahlzeiten. Besserung durch Zusammenkrümmen und bereits nach kleinen Stuhlmengen.

▶ Dosierung: 2-mal täglich 5 Globuli Nux vomica C6

Blasen- und Nierenentzündungen

Bei Blasenbeschwerden ist es auch für den erfahrenen Homöopathen oft schwierig, das passende Arzneimittel zu finden. Die nachfolgenden Arzneien sind nur die unseres Erachtens wichtigsten. Dringend anzuraten sind als Begleitmaßnahmen warme oder ansteigende Fußbäder. Füße und Beine müssen in jedem Fall warm gehalten werden.

▶ Dosierung: Von den nachfolgenden Arzneien nehmen Sie 3-mal täglich 5 Globuli der Potenz C6, bei Besserung der Beschwerden noch einige Tage lang erst 2-mal und dann 1-mal täglich 5 Globuli

Apis

Hat man bei einer Blasenentzündung ständigen Harndrang, wobei nur geringe Mengen entleert werden oder auch gar kein Harnlassen mög-

Stellen Sie eine Verschlimmerung der Schmerzen, Fieber oder ein Aufsteigen der Beschwerden zu den Nieren fest, so wenden Sie sich bitte umgehend an einen Arzt oder erfahrenen Homöopathen.

Ein weiteres Mittel ist Pulsatilla. Es eignet sich bei Blasenentzündungen nach Verkühlung, kalten Füßen oder in der Schwangerschaft, mit ständigem Harndrang, der sich im Liegen verschlimmert, sowie brennenden oder ziehenden Schmerzen nach dem Urinieren. Weitere Symptome: unfreiwilliger Harnabgang beim Niesen, Husten, Lachen und bei Blähungen. Anhaltende Bewegung bessert die Beschwerden.

Zur Vorbeugung von Blasenentzündungen

Machen Sie zur Vorbeugung ansteigende Fußbäder:
▶ Füllen Sie einen Eimer mit warmem Wasser (32 °C).
▶ Stellen Sie sich mit beiden Beinen hinein.
▶ Lassen Sie nun zehn Minuten lang so viel heißes Wasser zulaufen, dass die Temperatur pro Minute um etwa 1 °C bis auf 42 °C ansteigt.
▶ Halten Sie nun die Wassertemperatur für weitere zehn Minuten auf 42 °C.
▶ Nach dem ansteigenden Fußbad sollten Sie sich unbedingt hinlegen und für etwa 15 Minuten ruhen.

lich ist, eignet sich Apis. Es treten stechende und brennende Schmerzen während des Harnlassens auf, die bei den letzten Tropfen zunehmen. Die Harnröhre ist wund und fühlt sich wie verbrüht an. Der dunkle Urin enthält viel Eiweiß und Sediment. Ödeme (Wasseransammlungen) können an Armen und Beinen sowie den Augenlidern auftreten. Nachmittags bekommt der Patient häufig Fieber mit Schüttelfrost, er ist durstig und schläfrig, aber in der Fieberhitze durstlos.

Cantharis

Bei Blasenentzündungen, u. a. nach Sonnenbrand, tritt ein ständiger heftiger Harndrang mit Blasenkrämpfen auf, der meist von Rückenschmerzen begleitet wird. Der Harn ist meist dunkelrot und fließt nur tropfenweise unter brennenden oder schneidenden Schmerzen in der Harnröhre. Schmerzen bestehen vor, während und nach dem Wasserlassen. Dagegen und gegen eine Nierenbeckenentzündung mit Empfindlichkeit gegen die leichteste Berührung hilft Cantharis. Oft tritt Fieber mit kalten Händen und Füßen, kaltem Schweiß, großer Unruhe und viel Durst auf. Verschlechterung nach dem Trinken und bei Berührung. Besserung nach heißen Anwendungen.

Dulcamara

Bei Blasenentzündungen nach Erkältung, Nasswerden, Tragen eines nassen Badeanzuges, bei Wetterwechsel oder nach Sitzen auf einer kalten Unterlage hat sich Dulcamara bewährt. Die Harnröhre schmerzt beim Wasserlassen. Der Harn ist trüb, salzig, schleimig und übel riechend. Feuchte Kälte verschlechtert das Befinden.

Lycopodium

Gegen Katarrhe der Blase und des Nierenbeckens tut Lycopodium seine Wirkung. Es ist das Hauptmittel bei Nierensteinen. Weitere Symptome sind: schmerzhaftes Brennen während und nach dem Wasserlassen; nach Pressversuchen fließt der Urin meist langsam mit scharfem Geruch und ziegelrotem Sediment; Kinder schreien vor dem Harnlassen auf; Rückenschmerzen vor dem Wasserlassen verschwinden danach.

Greifen Sie zu Berberis bei häufigem Harndrang mit Brennen und Schneiden in der Harnröhre, vor allem beim und nach dem Urinieren, sowie Schmerzen in Oberschenkeln und Hüften während des Wasserlassens. Der Urin wechselt ständig das Aussehen und enthält hellroten oder gelben Satz und dicken Schleim. Bewegung und Erschütterung verschlechtern den Zustand. Besserung tritt durch Ruhe ein.

Durchfall

Bei Durchfallerkrankungen sollten Sie auf eine ausreichende Flüssigkeitszufuhr und eine geeignete Diät achten. Süßigkeiten, Alkohol und Kaffee, fette und stark gewürzte Speisen sind zu meiden. Je nach Schwere und Dauer des Durchfalles sollten Sie sich an Ihren Arzt oder Heilpraktiker wenden.

Begleitend zur homöopathischen Behandlung können Sie geriebene Äpfel oder gekochte und passierte Karotten zu sich nehmen. Eine weitere Rezeptur zur Linderung des Durchfalls ist ein Heidelbeertee. Dazu weichen Sie zwei Esslöffel getrocknete und zerquetschte Heidelbeeren in einem halben Liter kaltem Wasser ein, kochen das Ganze auf und lassen es zehn Minuten sieden. Dann seihen Sie ab und trinken den Tee in kleinen Portionen über den ganzen Tag verteilt.

Arsenicum album

Bei Durchfällen durch den Genuss von verdorbenen Fleisch- oder Fischgerichten oder solchen, die durch zu kalte Nahrung oder Speiseeis ausgelöst worden sind, bewirkt Arsenicum album Linderung. Oft sind diese Durchfälle von dunkler Farbe, übel riechend und wund machend. Der Betroffene fühlt sich elend und sehr schwach, dennoch ist er ruhelos, zittrig und ängstlich; häufig hat er großen Durst, trinkt jedoch nur in kleinen Schlucken. In Einzelfällen kann es zu Ohnmacht vor oder nach dem Durchfall kommen. Verschlechterung des Zustands nach dem Essen oder Trinken. Auch nachts werden die Beschwerden heftiger.

▶ Dosierung: alle 2 Stunden 3 Globuli Arsenicum album C12

Pulsatilla

Nach fetten, schweren Speisen, z. B. fettem Fleisch, nach eiskalten Getränken zu schweren Speisen, nach Apfelsaft oder nach Überessen (Kindergeburtstag!) kommt es zu wässrigen Stühlen mit Bauchschmerzen. Kein Stuhl gleicht dem anderen. Der Patient hat nur wenig Durst. In solchen Fällen geben Sie Pulsatilla.

▶ Dosierung: 3-mal täglich 5 Globuli C6 Pulsatilla

Chamomilla

Riechen die Durchfälle nach faulen Eiern, sind sie grünlich-schleimig wie gehackter Spinat, treten sie nach Ärger, Zorn oder während der Zahnung auf, ist Chamomilla das Mittel der Wahl. Der Kranke ist ärgerlich und reizbar, nichts ist ihm recht.

▶ Dosierung: 3-mal täglich 5 Globuli Chamomilla C6

Nux vomica

Übelkeit und Durchfall nach Völlerei, Durcheinanderessen, zu viel Alkohol, Nikotin oder Kaffee, nach Abführmittelmissbrauch oder nach Antibiotikagaben behandeln Sie mit Nux vomica. Ein wichtiges Kennzeichen sind Bauchkrämpfe mit erfolglosem Stuhldrang, welche sich durch Zusammenkrümmen bessern. Häufig leiden die Patienten auch unter juckenden, schmerzhaften Hämorrhoiden. Morgens und nach dem Essen geht es dem Patienten schlechter. Durch den Abgang kleiner Stuhlmengen, abends oder in Ruhe tritt eine Besserung der Beschwerden ein.

▶ Dosierung: 3-mal täglich 5 Globuli Nux vomica C6

Veratrum album

Bei sehr schmerzhaften Durchfällen in Sommer und Herbst mit reichlichen Stühlen, die entweder reiswasserähnlich oder grünlich-schleimig sind, ist Veratrum album angezeigt. Die Durchfälle können mit Blut vermischt sein und sind geruchlos. Es kommt zu kalten Schweißausbrüchen, Kältegefühl und Blaufärbung am ganzen Körper und schließlich zum Kreislaufkollaps mit Muskelkrämpfen. Charakteristisch ist auch das eingefallene Gesicht des Patienten. Der Kranke verspürt starken Durst und trinkt dann große Mengen kalten Wassers, nach dessen Genuss sich aber die Beschwerden wieder deutlich verschlimmern.

▶ Dosierung: alle 2 Stunden 5 Globuli Veratrum album C6

Der Durchfall entzieht Ihrem Körper viel Flüssigkeit, die Sie ihm durch Mineralwasser ohne Kohlensäure wieder zuführen sollten. Auch Salz und Zucker sollten Sie – z. B. in einem Glas Tee je einen Teelöffel verrührt – zu sich nehmen.

Durchfall ist immer anders

Durchfall mit	Geeignetes Heilmittel
Schwäche, Angst	Arsenicum album
Übelkeit, kaltem Schweiß	Veratrum album
Übelkeit, Sodbrennen, Schmerzen	Nux vomica
Wässrigen Ausscheidungen, Kolikschmerzen	Pulsatilla

Podophyllum

Bei heftigen, schmerzlosen Durchfällen, die vor allem frühmorgens, nach sauren Früchten, bei heißem Wetter oder während der Zahnung auftreten, geht der gelbe oder grünliche, wässrige, übel riechende Stuhl explosionsartig mit Blähungen ab. Im Magen-Darm-Bereich gurgelt und rumort es vor der Entleerung, der Betroffene ist hinterher sehr erschöpft. Der Magen ist gegen Berührung und Kleiderdruck sehr empfindlich. Oft besteht eine eigenartige Koppelung mit Kopfschmerzen: Kopfschmerzen und Durchfall wechseln sich ab oder es kommt zu Kopfschmerzen im Sommer und zu Durchfällen im Winter. Verschlechterung frühmorgens, nach dem Essen oder Trinken, besonders von Obst oder Milch. Auch bei heißem Wetter, nach Baden oder Waschen verschlechtert sich der Zustand. Besserung durch Zusammenkrümmen oder durch Druck mit der flachen Hand auf den Bauch.

▶ Dosierung: alle 2 Stunden 5 Globuli Podophyllum C6

Ipecacuanha

Nach Durcheinanderessen, fetten Speisen, Tabakkauen, grünem Obst oder Speiseeis in Sommer und Herbst, wenn kalte Nächte auf heiße Tage folgen können grasgrüne oder schaumig-gärend aussehende Stühle auftreten. Anhaltende Übelkeit und Bauchkrämpfe mit schneidenden Schmerzen in der Nabelgegend lindern Sie mit Ipecacuanha. Der Patient hat ein auffallend blasses Gesicht mit dunklen Augenringen. Der Zustand verschlechtert sich nach dem Essen oder Trinken sowie durch Bewegung.

▶ Dosierung: alle 2 Stunden 5 Globuli Ipecacuanha C6

China

Bei schmerzlosen Durchfällen mit viel Luft im Sommer, nach Verzehr unreifen Obstes, nach Milch oder Bier, nach der Entbindung oder während der Zahnung empfiehlt sich China, das auch bei chronischen Diarrhöen alter Menschen angezeigt ist. Der Stuhl ist wässrig und riecht kaum. Müdigkeit und Schläfrigkeit treten nach der Entleerung auf; lang anhaltende Schwäche ist typisch sowie Durst auf kleine Getränkemengen ohne Brennen im Körper.

Warme oder heiße Leibwickel bringen angenehme Linderung der Bauchschmerzen bei Durchfall. Wickeln Sie dazu ein feuchtheißes Baumwolltuch um den Leib – von der Brust abwärts bis zu den Oberschenkeln –, und falten Sie die Enden locker über dem Bauch zusammen. Darüber legen Sie noch ein Wolltuch. Decken Sie sich dann mit einer Bettdecke zu. Lassen Sie den Wickel etwa eine Stunde liegen.

Verschlechterung der Beschwerden durch Obst, Besserung durch Auflegen einer Wärmflasche oder durch Zusammenkrümmen.

▶ Dosierung: 3-mal täglich 5 Globuli China C6

Ekzeme

Bei der Behandlung von Ekzemen oder Hautausschlägen kommen viele Mittel infrage. Wir möchten uns auf die wichtigsten beschränken. Wenn Sie »Ihr« Mittel darunter nicht finden, wenden Sie sich bitte an einen erfahrenen Homöopathen.

Sulfur

Sulfur hilft bei Ekzemen, Neurodermitis und Schuppenflechte mit trockenen, schuppenden, stark geröteten oder schmutzig aussehenden Hauterscheinungen, die abwechselnd brennen oder jucken. Der Patient kratzt sich blutig. Er verwendet gerne Kortisonsalben. Nach deren Absetzen kehrt der Ausschlag sehr schnell wieder zurück. Verschlechterung in der Bettwärme oder nach dem Kontakt mit Wasser. Durch Kratzen wird die Haut angegriffen. Besserung tritt in frischer Luft ein.

▶ Dosierung: 2-mal täglich 5 Globuli Sulfur C6

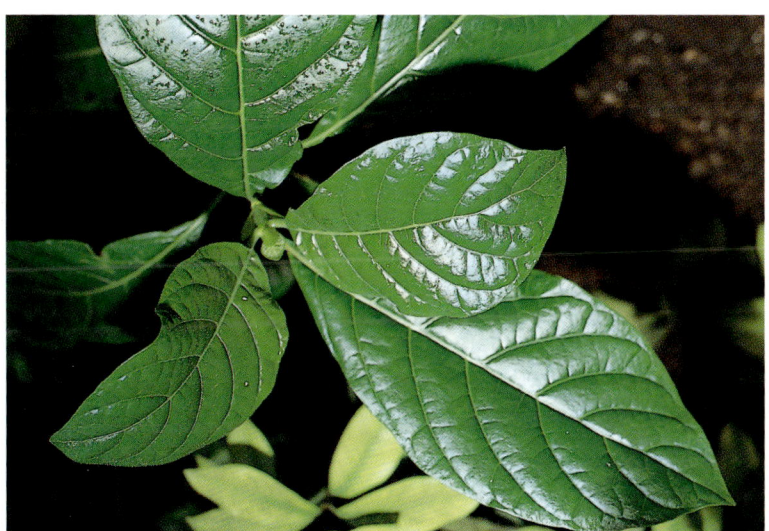

Verschwinden Hautausschläge nach dem Einsatz kortisonhaltiger Präparate, kann es in der Folge zu neuen, anders gearteten Beschwerden der Haut kommen: z.B. fettiger Haut, Schuppenbildung, Schrunden oder aber Erkrankungen anderer Organe.

Die Arznei China wird aus dem Chinarindenbaum (Cinchona succirubra, auch als Cinchona pubescens bezeichnet) gewonnen. Sie wird als Konstitutionsmittel zur Rekonvaleszenz, bei Blutarmut, chronischen Darmerkrankungen und Durchfall eingesetzt.

Hepar sulfuris wirkt bei feuchten Ausschlägen in Hautfalten und Gelenkbeugen, die zu Rissen und Eiterungen neigen, leicht bluten und empfindlich gegen Kälte und Berührung sind. Charakteristisch sind übel riechender Eiter und schlechter Heilungsverlauf der Wunden. Dosierung: 2-mal täglich 3 Globuli Hepar sulfuris C12.

Rhus toxicodendron

Rhus toxicodendron eignet sich zur Behandlung von Kontaktekzemen durch Metalle, Kunststoffe und Gummi, von Nesselsucht, Lippenbläschen, Gürtelrose und Windpocken, die sich durch geschwollene und gerötete Hautstellen mit kleinen Bläschen, die später schuppen, auszeichnen. Verschlechterung bei feuchtkaltem Wetter, kalter Zugluft sowie durch kaltes Wasser. Besserung tritt durch heißes Wasser ein.

▶ Dosierung: 2-mal täglich 5 Globuli Rhus toxicodendron C6

Graphites

Graphites hilft gegen klebrig-feuchte Hautausschläge, die bevorzugt in Gelenkbeugen und hinter den Ohren auftreten und eine honigartige Flüssigkeit absondern. Der Juckreiz verschlechtert sich bei Wärmeeinwirkung. Auch bei schmerzhaften Rissen an den Fingern, am After, an den Brustwarzen, an Mund- und Augenwinkeln, zwischen den Zehen und bei Verletzungen, die leicht eitern, wirkt Graphites.

▶ Dosierung: 2-mal täglich 3 Globuli Graphites C12

Erbrechen

Bei Erbrechen empfehlen wir, Wasser oder lauwarme Kräutertees zu trinken, um ein Austrocknen des Körpers durch den hohen Flüssigkeitsverlust zu vermeiden. Bei länger (mehr als einen Tag) anhaltendem Erbrechen sollten Sie zur Abklärung Ihren Arzt oder Heilpraktiker konsultieren.

Aethusa hilft, wenn Säuglinge und Kleinkinder nach dem Genuss von (Mutter-)Milch in hohem Bogen speien, dann aber sofort weitertrinken. Auch bei plötzlich beginnendem, heftigem Erbrechen in der Sommerhitze, mit großer Schwäche, eingefallenem blassen Gesicht und kaltem Schweiß, ist es wirksam. Dosierung: 3-mal täglich 5 Globuli Aethusa C6.

Nux vomica

Beschwerden nach Zorn, nach Überessen, nach übermäßigem Alkoholgenuss, nach spätabends eingenommenen Mahlzeiten und nach leichten Vergiftungen mit Chemikalien äußern sich durch Würgereiz, mit dem vergeblichen Drang, sich zu übergeben. Auch Erbrechen beim Herausräuspern von Schleim ist typisch für die Anwendung von Nux vomica. Der Betroffene ist gereizt und hat an allem etwas auszusetzen. Verschlechterung nach Essen und Trinken sowie bei Bewegung.

▶ Dosierung: alle 2 Stunden 5 Globuli Nux vomica C6

Arsenicum album

Bei Erbrechen und Brechdurchfall nach dem Verzehr von verdorbenen oder von Salmonellen befallenen Speisen sowie nach Speiseeis kann Arsenicum album eingesetzt werden. Das Erbrechen kann anfallsweise auftreten oder nach jedem Essen und Trinken. Schon der Geruch von Lebensmitteln erregt Übelkeit. Es besteht großer Durst, wobei nur in kleinen Schlucken getrunken wird. Schwächegefühl und kalter Schweiß fördern das Bedürfnis, sich gut zugedeckt hinzulegen, aber Ängstlichkeit und Unruhe hindern am Entspannen und am Schlaf. Nach Mitternacht, durch Bewegung sowie nach der Aufnahme von Essen und kleinsten Wassermengen verschlechtert sich der Zustand.

▶ Dosierung: stündlich 3 Globuli Arsenicum album C12

Ipecacuanha

Gegen anhaltendes Erbrechen nach Ärger, Speiseeis und bei Kopfschmerzen und nicht nachlassender Übelkeit steht Ipecacuanha zur Verfügung. Kennzeichnend sind auch reichlicher Speichelfluss und eine feuchte Zunge ohne Belag. Verschlechterung durch Bücken.

▶ Dosierung: alle 2 Stunden 5 Globuli Ipecacuanha C6

Erkältungen

Im Fall einer Erkältung bitten wir Sie unter »Fieber«, »grippaler Infekt«, »Husten«, »Schnupfen«, »Hals- und Ohrenschmerzen« nachzusehen. Zur Vorbeugung oder bei Erkältungsbeginn empfehlen wir neben einer leichten, vitaminreichen Kost die folgenden Mittel.

Echinacea angustifolia

Der Patient fühlt sich matt und erschöpft, als ob er bereits lange krank sei. Er empfindet ein starkes Frostgefühl und fragt schon zu Beginn der Erkältung ungeduldig, wann er denn wieder gesund sei. Auch hat er überall Schmerzen, und es besteht eine Neigung zu Herzschwäche und Kollaps. Wenn er etwas isst, gärt es im Magen und bläht den Bauch auf. Häufig kommt es auch zu saurem Aufstoßen mit Sodbrennen.

▶ Dosierung: 3-mal täglich 5 Globuli Echinacea angustifolia C3

▶ Vincetoxicum dient zur allgemeinen Abwehrsteigerung gegen alle virusbedingten Erkältungskrankheiten. Sie können es vorsorglich oder gleich zu Beginn der Erkrankung einsetzen. Dosierung: 3-mal täglich 5 Globuli C3.

▶ Auch die Kombination von Vincetoxicum C3 und Sulfur C6 wirkt sich positiv auf das Immunsystem aus. Dosierung: 3-mal täglich je 5 Globuli beider Mittel.

Fieber

Fieber tritt bei vielen Krankheiten auf, deshalb ist es ratsam, erst einmal abzuwarten und die Krankheitssymptome zu beobachten. Hält das Fieber an, und können Sie die beobachteten Symptome eindeutig einem Mittel zuordnen, dann setzen Sie dieses in der beschriebenen Weise ein. Wenn Sie sich unsicher sind, ziehen Sie bitte einen erfahrenen Homöopathen zurate. Unter den Stichworten »Grippe«, »Schnupfen«, »Husten«, »Erkältung«, »Hals- und Ohrenschmerzen« erhalten Sie weitere Empfehlungen.

Belladonna

Das Fieber entwickelt sich plötzlich und beginnt damit, dass der Betroffene keinen Appetit hat und sich müde fühlt. Nach dem Erwachen zeigen sich die für den Einsatz von Belladonna typischen Symptome: hochrotes, glänzendes Gesicht mit weiten Pupillen; klopfende Kopfschmerzen; schwitzender Körper, der im Bett dampft und beim Aufdecken sofort friert. Er möchte daher zugedeckt bleiben. Hände und Füße erscheinen kalt. Die Schleimhäute sind glühend rot, später dunkelrot und gefleckt. Hals- und Schläfenschlagadern pulsieren sichtbar. Den Patienten quälen Albträume, aus denen er abrupt erwacht.

▶ Dosierung: halbstündlich 3 Globuli Belladonna C6

Aconitum

Nach kaltem Wind, plötzlicher Angst oder einem Schockerlebnis kommt es zu einem stürmischen Fieberbeginn (40 °C und mehr). Nachdem der Kranke sich ohne Symptome hingelegt hat, tritt das Fie-

---

Steigt das Fieber auf über 39,5 °C, nehmen die Schmerzen drastisch zu oder das Allgemeinbefinden stark ab, sollten Sie sich unbedingt an Ihren Arzt oder Homöopathen wenden.

Beobachten Sie nach drei bis vier Gaben keine Besserung, wählen Sie bitte ein anderes Mittel aus, oder wenden Sie sich an Ihren Homöopathen.

Fiebersenkende Maßnahmen

▶ Waden- und Brustwickel und Oberkörperwaschungen. (Achten Sie unbedingt darauf, dass die entsprechenden Körperteile warm oder heiß sind.)

▶ Einlauf mit ca. 500 Milliliter Wasser oder Kamillentee; die Temperatur der Flüssigkeit sollte etwa 1 °C unter dem Fieberwert liegen.

ber meist mit Frostschauern kurz vor Mitternacht ein. Eine ängstliche Unruhe lässt den Kranken nur kurzzeitig schlafen. Sein Gesicht ist im Liegen rot und wird beim Aufsetzen blass.

▶ Dosierung: halbstündlich 3 Globuli Aconitum C6

Ferrum phosphoricum

Das Fieber steigt langsam auf Temperaturen um 39 °C. Es tritt meist ohne Katarrh und Frost sowie ohne größere Beeinträchtigung des Allgemeinbefindens auf. Nach dem Schlafen ist die Gesichtsfarbe des Patienten rot, ansonsten wechselt sie schnell, vor allem bei Lageveränderungen. Oft kommt es zu Nasenbluten.

▶ Dosierung: stündlich 3 Globuli Ferrum phosphoricum C12

Bei einem Aconitzustand sollte bereits nach 30 bis 60 Minuten das Fieber sinken und die Unruhe nachlassen.

Gallenblasenbeschwerden

Zu fette Speisen, hektisches Essen sowie anhaltender Ärger stören die Bildung und den Fluss der Galle. Anfangs ist nur der Stuhl zu weich und zu hell, dann folgt ein Druckgefühl unter dem rechten Rippenbogen, welches sich steigert.

Atropinum sulfuricum

Bei Druckgefühl, Stechen oder krampfartigen Schmerzen (die sogenannten Koliken) im rechten Oberbauch wirkt Atropinum sulfuricum krampflösend.

▶ Dosierung: viertelstündlich 3 Globuli Atropinum sulfuricum C4

Neben der Einnahme des geeigneten Mittels sollten auch die auslösenden Faktoren verändert werden.

Magnesium phosphoricum

Bei Gallenkoliken in Verbindung mit starken Blähungen, die den Kranken dazu zwingen, sich zusammenzukrümmen, erzielt man mit Magnesium phosphoricum gute Wirkungen. Aufstoßen erleichtert die Beschwerden nicht. Wegen des aufgetriebenen Bauches muss der Kranke die Kleidung öffnen. Besserung tritt durch Wärme, Reiben oder Druck ein. Der Abgang von Winden beim Umhergehen verschafft ebenfalls Erleichterung.

▶ Dosierung: stündlich 3 Globuli Magnesium phosphoricum C12

Colocynthis

Krampfartige Oberbauchbeschwerden, die sich ins Kreuz oder in die Schamgegend erstrecken. Sie werden durch Ärger oder Beleidigung, aber ebenso durch kalte Getränke, körperliche Überanstrengung oder Überhitzung ausgelöst. Durch Kälte und Strecken verschlechtert sich der Zustand. Das Anziehen der Beine oder Zusammenkrümmen schaffen Besserung. Auch Druck oder das Auflegen einer Wärmflasche helfen gegen die Krämpfe.

▶ Dosierung: stündlich 5 Globuli Colocynthis C6

Bei Gallenblasenbeschwerden sollten Sie folgende Lebensmittel meiden: tierische Fette (reduzieren Sie auch den Butterverbrauch), frittierte Speisen, Eigelb und eiskalte Getränke.

Pulsatilla

Gallenkoliken nach zu fettem Essen oder nach warmen fetthaltigen Speisen und kalten Getränken reagieren sehr gut auf Pulsatilla. Es kommt oft zu bitterem, fauligem oder ranzigem Aufstoßen und Erbrechen. Besserung durch frische Luft und Bewegung.

▶ Dosierung: stündlich 5 Globuli Pulsatilla C6

Chelidonium

Bei Gallenbeschwerden und aufgetriebenem Bauch mit dem Gefühl, als sei dieser durch ein Band eingeschnürt. Dieser Art von Gallenbeschwerden gehen oft Rückenschmerzen im Bereich des rechten Schulterblattes oder Nackensteifigkeit und -verspannungen, meist linksseitig, voraus. Besserung tritt durch heiße Getränke oder warme Milch ein. Auch Essen verbessert das Befinden, wenn auch nur kurzzeitig.

▶ Dosierung: 3-mal täglich 5 Globuli Chelidonium C6

Grippaler Infekt

Grippale Infekte können Sie mit Hilfe der folgenden Mittel meist erfolgreich selbst behandeln. Durch leichte Kost, am besten Saftfasten, können Sie diesen Prozess beschleunigen. Die Behandlung der echten Virusgrippe überlassen Sie einem Arzt oder einem Homöopathen. Nach Absinken des Fiebers auf Normaltemperatur sollten Sie sich noch einen Tag im Haus aufhalten. Weitere Hinweise finden Sie unter den Stichworten »Erkältungen«, »Fieber«, »Husten« und »Schnupfen«.

Rhus toxicodendron

Der grippale Infekt entwickelt sich als Folge von Überanstrengung, Durchnässung oder Erkältung bei feuchtkaltem Wetter. Der Kranke hat starke Muskel- und Gelenkschmerzen. Es besteht ein ausgeprägtes Schwächegefühl. Das Bedürfnis, sich hinzulegen, ist groß, jedoch besteht wegen der Gliederschmerzen auch eine starke Ruhelosigkeit. Frühmorgens, in der Ruhe und bei Abkühlung entwickelt sich Steifigkeit. Häufig tritt Nesselsucht oder Herpes auf.

▶ Dosierung: 3-mal täglich 5 Globuli Rhus toxicodendron C6

Gelsemium

Meist im Frühjahr oder bei warmem Wetter entwickeln sich Erkältungen als Folgen einer Unterkühlung. Das Fieber steigt langsam, nach ein bis zwei Tagen kommen starke Kopf-, Rücken und Gliederschmerzen hinzu. Frostschauer laufen entlang der Wirbelsäule, der Kranke klappert vor Kälte mit den Zähnen. Weitere Kennzeichen: rotes, geschwollenes Gesicht, Benommenheit, Zittern, Schwindel, Halsschmerzen, Gefühl von Schwere und Zerschlagenheit. Der Patient verlangt nach hellem Licht und hat eine Abneigung gegen Bewegung.

▶ Dosierung: 3-mal täglich 5 Globuli Gelsemium C6

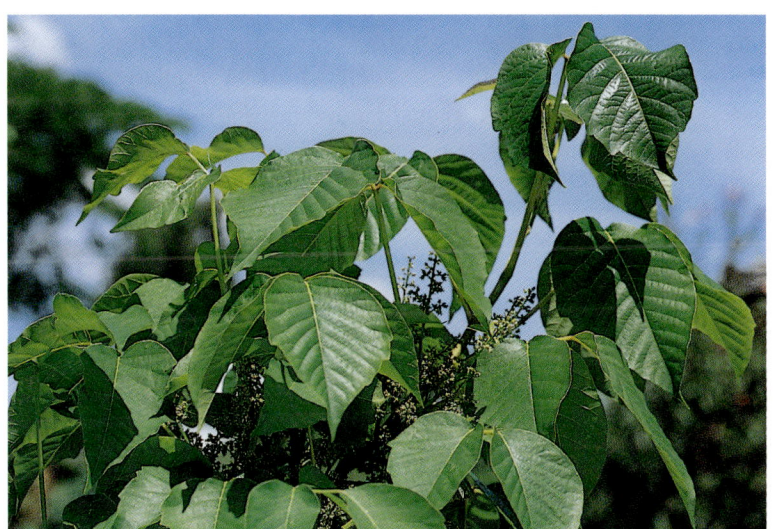

Nach einer fiebrigen Erkrankung sollten Sie, auch nachdem das Fieber bereits unter 37 °C gesunken ist, noch einen Tag zu Hause bleiben. Sonst kommt es womöglich zu einem Rückfall.

Rhus toxicodendron ist besser bekannt unter den Namen »Giftsumach« und »Giftefeu«. Er ist sehr giftig und wird daher fast ausschließlich in der Homöopathie verwendet, wo er durch die extreme Verdünnung seine Gefährlichkeit verliert.

Eupatorium perfoliatum

Der ganze Körper tut weh, der Kranke fühlt sich zerschlagen und auch sehr schwach. Starke Schmerzen treten besonders in den Beinen und im Kopf auf. Die Gelenke fühlen sich an wie verrenkt. Der Husten schmerzt derart, dass der Kranke sich den Brustkorb hält. Das Gesicht ist heiß und rot. Auch Schmerzen im rechten Oberbauch können auftreten. Vor dem Frost hat der Kranke großen Durst auf kalte Getränke, nach dem Frost kommt es oft zu Erbrechen.

▶ Dosierung: 3-mal täglich 5 Globuli Eupatorium perfoliatum C6

Hämorrhoiden

Hämorrhoiden treten bei Stauungen im Pfortaderkreislauf auf. Dies weist meist auf Störungen im Verdauungssystem, besonders im Leberstoffwechsel, hin.

Aesculus

Bei äußeren oder inneren Hämorrhoiden, die kaum bluten, mit brennenden oder stechenden Schmerzen im Mastdarm sowie nächtlichem Juckreiz, sollten Sie Aesculus ausprobieren. Meist kommt es in der Folge zu einem Stauungsgefühl im Kreuzbeinbereich mit üblen Schmerzen. Verschlechterung nach dem Stuhlgang. Längeres Gehen oder Stehen wirken sich negativ aus. Während Schwangerschaft und Periode verschlechtert sich das Leiden ebenfalls. Besser bei warmem Wetter.

▶ Dosierung: 3-mal täglich 7 Globuli Aesculus C4

Nux vomica

Inneren Hämorrhoiden, die stark jucken und selten bluten, behandeln Sie mit Nux vomica. Sitzende Lebensweise oder zu viel Genussmittel wie Kaffee, Tabak, Alkohol, aber auch der Arzneimittelmissbrauch (z. B. Abführmittel) führen zu Verstopfung mit häufigem, erfolglosem Stuhldrang. Kreuzschmerzen treten öfter auf. Verschlechterung bei Berührung, nach dem Stuhlgang, nach Gehen, durch Erregung und nach Bier. Besserung durch kurze kalte Anwendungen.

▶ Dosierung: 2-mal täglich 5 Globuli Nux vomica C6

Bei allen Formen von Erkältungskrankheiten empfiehlt es sich, viel zu trinken. Besonders geeignet sind verdünnte Obstsäfte, Früchte- und Kräutertees sowie leicht harntreibende Tees.

Bei Hämorrhoiden empfiehlt es sich, abends nur leichte Kost und ein bis zwei Tassen eines Leber-Galle-Tees zu sich zu nehmen.

Was noch bei Hämorrhoiden hilft

▶ Kurzes Abduschen des Analbereichs mit kaltem Wasser lindert den Juckreiz

▶ Sitzbäder mit Eichenrinde wirken zusammenziehend (adstringierend) und entzündungshemmend

▶ Achten Sie auf eine regelmäßige Verdauung und einen möglichst weichen Stuhl; essen Sie dazu öfter Leinsamen oder Weizenkleie

▶ Vermeiden Sie warme und schwere Speisen nach 18 Uhr

Hamamelis

Die großen, äußeren Hämorrhoiden fühlen sich wund und rauh an. Sie pulsieren und sind sehr berührungsempfindlich. Dunkelrotes, geronnenes Blut tritt leicht auf. Nach der Blutung fühlt sich der Betroffene schwach. Meist treten auch Kopf- und Rückenschmerzen, als ob der Rücken durchbrechen wollte, auf.

▶ Dosierung: 3-mal täglich 7 Globuli Hamamelis C4

Paeonia

Entzündete Hämorrhoiden mit Rissen, schmerzhaften Geschwüren oder Fistelbildung und nässenden Absonderungen sind sehr berührungsempfindlich. Sie verursachen intensive Schmerzen im Afterbereich während und nach der Stuhlentleerung sowie beim Gehen. Wegen der Schmerzen beim Stuhlgang kommt es leicht durch Unterdrückung des Stuhldrangs zu einer Verstopfung.

▶ Dosierung: 3-mal täglich 7 Globuli Paeonia C4

Halsschmerzen

Bei Halsschmerzen setzt die allopathische Medizin nach desinfizierenden Maßnahmen wie Gurgeln schnell lokal wirkende Antibiotika in Form von Lutschtabletten ein. Versuchen Sie es doch einmal mit folgenden homöopathischen Heilmitteln. Zur Unterstützung empfehlen wir warme oder kalte Halswickel, je nachdem, welche Temperatur am Hals als wohltuend empfunden wird.

Zur äußerlichen Behandlung von Hämorrhoiden sind Arzneimittel mit Hamamelis als Inhaltsstoff besonders gut geeignet – beispielsweise Hamamelissalbe oder -zäpfchen. Sie erhalten sie in jeder Apotheke.

Belladonna

Mandeln und Rachen sind leuchtend rot und geschwollen, oft ist die rechte Seite stärker betroffen. Die Halsschmerzen treten plötzlich auf und werden durch kalte Luft hervorgerufen. Der Mund ist unangenehm trocken. Trotz des brennenden und zusammenschnürenden Gefühls im Hals besteht ein Zwang zum Schlucken. Der Patient hat großen Durst auf kalte Getränke, wodurch sich jedoch die Schmerzen verschlimmern. Verschlechterung durch kalte Halswickel, Schlucken, Sprechen.

▶ Dosierung: stündlich 3 Globuli Belladonna C6; bei Besserung die Zeitabstände vergrößern

Bei Halsschmerzen sollten Sie immer herausfinden, ob kalte oder warme Getränke die Beschwerden lindern. Entsprechend können Sie dann auch kalte oder warme Halswickel, beispielsweise mit Quark oder Kochsalz bestrichen, anwenden.

Apis

Die Mandeln, der Rachen und der Gaumen sind glasig, blassrot geschwollen und schmerzen brennend-stechend. Das Zäpfchen hängt geschwollen wie ein prall gefülltes Säckchen im Rachen. Trotz trockenen Mundes besteht kein Durst. Verschlechterung durch Wärme, Druck, Berührung. Besserung durch Kälte oder kalte Anwendungen.

▶ Dosierung: alle 2 Stunden 3 Globuli Apis C6

Hepar sulfuris

Nach Kaltwerden der Halsregion kommt es zu starken Halsschmerzen. Auf den Mandeln entstehen Eiterstippchen. Der Kranke hat das Gefühl, als ob ein Splitter oder eine Fischgräte im Hals stecken würde. Beim Gähnen und Kopfdrehen strahlen die Schmerzen bis ins Ohr aus. Große Kälteempfindlichkeit und Reizbarkeit. Verschlechterung durch Kälte, kalte Getränke, Entblößen des Halses. Besserung durch Wärme, warme Anwendungen, feuchtes Wetter.

▶ Dosierung: alle 2 bis 3 Stunden 3 Globuli Hepar sulfuris C12

Phytolacca

Mandeln und Rachen erscheinen dunkelrot entzündet. Anhaltende stechende, meist rechtsseitige Schmerzen strahlen beim Schlucken zu den Ohren hin aus. Hinzu kommen Gliederschmerzen mit Zerschlagenheitsgefühl und Schwäche. Die Halsschmerzen werden meist durch feuchtkalte Witterung ausgelöst. Verschlechterung tritt durch warme Getränke, Druck oder Berührung ein. Auch nachts sind die Beschwerden stärker. Zur Besserung verhelfen kalte Getränke.

▶ Dosierung: alle 2 bis 3 Stunden 3 Globuli Phytolacca C6

Heiserkeit

Heiserkeit ist oft das Hauptmerkmal einer Erkältung im Kehlkopfbereich oder einer Überlastung der Stimme, sie kann aber auch ein Begleitmerkmal einer stärkeren Erkältung sein.

▶ Dosierung: Von den angegebenen Mitteln empfehlen wir 3-mal täglich 3 Globuli in der Potenz C6, 2 Tage lang; spüren Sie keine deutliche Besserung, so probieren Sie das nächstähnliche Mittel aus, oder wenden Sie sich an Ihren Homöopathen.

Chamomilla
Kennzeichen: zäher Schleim im Hals, Trockenheit, Brennen und Durst. Ein Kitzeln im Hals reizt zum Husten; am Abend tritt Fieber auf; der Betroffene ist unruhig oder in ärgerlicher, unzufriedener Stimmung und möchte nicht sprechen.

Halten Halsschmerzen tagelang mit Fieber oder eitrigen Belägen an, sollten Sie sich an Ihren Hausarzt oder Homöopathen wenden.

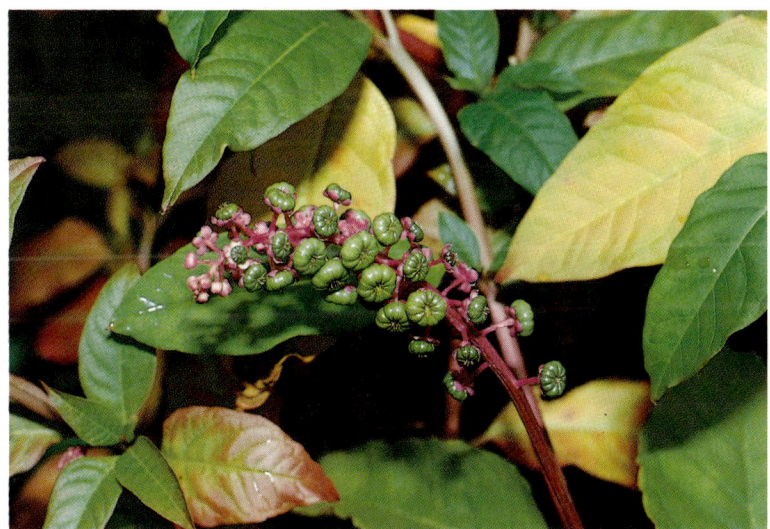

Phytolacca americana, die amerikanische Kermesbeere, wird besonders wirkungsvoll bei Entzündungen im Halsbereich und des Ischiasnervs eingesetzt.

Nux vomica

Es bestehen Heiserkeit sowie Spannungsgefühl und Halsschmerzen; die Trockenheit im Hals erzeugt einen rauhen, trockenen und tiefen Husten, der sich nicht löst; der Betroffene hat ein mürrisches, streitsüchtiges Gemüt und ist dabei stur und eigensinnig.

Pulsatilla

Charakteristisch sind: stechende Halsschmerzen; wundes Gefühl in Hals und Gaumen; Schnupfen mit reichlicher gelber, grüner oder gelb-grüner, auch übel riechender Absonderung; morgendlicher Mundgeruch; lockerer (nachts auch trockener) Husten mit Schmerzen in der Brust. In der frischen kühlen Luft friert der Kranke, dennoch bessert sich sein Befinden; Gelüste und Beschwerden sind wechselhaft.

Capsicum

Die Heiserkeit geht einher mit Kitzeln und Kribbeln in der Nase und Stockschnupfen, oder mit Husten, der ab und an schmerzt.

Apis

Die Heiserkeit führt zu einem sehr empfindlichen Kehlkopf. Das rauhe und trockene Gefühl im Hals bessert sich durch kalte Getränke; bei Bewegung kommt es zu Kurzatmigkeit.

Sambucus

Heiserkeit mit tiefem, hohlem Husten ohne Schleim behandelt man mit Sambucus. Charakteristisch sind auch häufiges Gähnen, Unruhe oder Durst.

Carbo vegetabilis

Lang anhaltende Heiserkeit, die sich immer morgens oder abends und vor allem durch anhaltendes oder lautes Reden verschlimmert oder im Anschluss an eine Masernerkrankung zurückbleibt, reagiert gut auf die Behandlung mit Carbo vegetabilis.

▶ Dosierung: Abweichend zur eingangs genannten Dosierung verwendet man 2-mal täglich 3 Globuli Carbo vegetabilis C12

Mercurius solubilis hilft, wenn Brennen und Kitzeln im Kehlkopf den Betroffenen quälen. Besonders nachts besteht die Neigung zu unangenehmen Schweißausbrüchen, die das Befinden nicht bessern. Jeder kalte Lufthauch verschlechtert den Zustand.

Ein rauhes Gefühl im Hals, Halsschmerzen, die am Morgen schlimmer sind und sich durch Reden bessern, kann man mit Rhus toxicodendron behandeln. Weitere Kennzeichen: häufiges Niesen und reichliche Schleimbildung ohne eigentlichen Schnupfen, Kurzatmigkeit.

Causticum

Die Heiserkeit hält so lange an, dass dem Kranken inzwischen fast nichts mehr fehlt. Bei Husten und Schnupfen ist die ganze Brust, teilweise auch der Hals wie wund und schmerzt.

Silicea

Die Heiserkeit und der langwierige Schnupfen werden, durch das Kaltwerden der Füße hervorgerufen, immer wieder aufgefrischt.

Hexenschuss

Nach längerer seelischer Anspannung mit entsprechenden Verspannungen im Rücken kann es durch Kälteeinwirkung oder durch eine ungeschickte Bewegung zu den plötzlichen heftigen Kreuzschmerzen kommen.

▶ Dosierung: 3-mal täglich 5 Globuli des jeweiligen Mittels in der Potenz C6

Arnica

Arnica ist das erste Mittel gegen Hexenschuss, wenn sich der Rücken nach Überanstrengung wund, verrenkt oder wie zerschlagen anfühlt. Dieser Schmerz scheint sich auf den ganzen Körper auszubreiten. Der Betroffene ist in abweisender Stimmung. Bewegung und Berührung verschlechtern die Beschwerden. Besserung durch Flachliegen.

Rhus toxicodendron

Das Kreuz schmerzt, fühlt sich wie abgebrochen oder verrenkt an. Die Beschwerden treten nach Überanstrengung (schweres Heben), Kälte oder Durchnässung auf. Verschlechterung morgens im Bett, durch Kälteeinwirkung, zu Beginn jeder Bewegung. Bei fortgesetzter Bewegung sowie durch Wärme und Massagen erfolgt eine Besserung.

Nux vomica

Nach dem Bücken in Zugluft schmerzt die Lendenwirbelsäule. Der Betroffene kann nur vornübergebeugt gehen. Um sich im Bett umzu-

Hinter einem Hexenschuss verbirgt sich meist eine längere psychische Überlastung. Wenn Sie in der letzten Zeit verstärkt unter Stress, Überarbeitung, Problemen am Arbeitsplatz, Konflikten in der Partnerschaft oder unter Kummer und Trauer zu leiden hatten, ist es sinnvoll, dieser psychischen Belastung mit Entspannungsübungen entgegenzutreten. Geeignet sind hierzu: autogenes Training, Yoga, progressive Muskelrelaxation nach Jacobson, Feldenkrais u.v.a.m.

drehen, muss sich der Kranke zuerst aufsetzen. Reizbarkeit und Überempfindlichkeit lassen den Patienten leicht aus der Haut fahren. Verschlechterung nachts und morgens. Berührung, Druck, Kälte sowie Pressen beim Stuhlgang, Bücken oder Aufrichten verschlimmern die Beschwerden. Besserung tritt durch Wärme und absolute Ruhe ein.

Bryonia

Die Schmerzen werden durch eine Drehbewegung nach Erhitzen und Abkühlung ausgelöst. Bewegung schmerzt heftig. Reizbarkeit ist stark ausgeprägt. Verschlechterung durch die geringste Bewegung. Druck (z. B. Liegen auf der schmerzenden Stelle), Kälte führen zur Besserung.

Von der Verwendung ätherischer Öle in Duftlampen, zur Inhalation oder als Einreibung raten wir ab, weil es nicht sicher abzuschätzen ist, inwieweit die Wirkung einzelner homöopathischer Arzneien dadurch ganz oder teilweise aufgehoben wird.

Husten, Bronchitis

Husten tritt meist zusammen mit einer Erkältung auf. Es ist zweckmäßig, zuerst den Körper durch Schonung, Wärme und geeignete Ernährung zu stärken. Begleitend zur homöopathischen Behandlung können Sie Ihre Lunge durch Kräutertees und Brustwickel entlasten.

Belladonna

Bei trockenem, kaltem Wetter oder in Zeiten größerer Anspannung in der Familie kann Husten auftreten. Plötzlich und heftig beginnt der trockene, bellende, zuweilen krampfartige Husten. Ein Kitzeln oder Kratzen im sehr trockenen Kehlkopf löst den Hustenreiz aus. Kinder fahren plötzlich aus dem Schlaf auf und weinen vor, während oder nach dem Husten. Während des Hustens können Bauch- oder Kopfschmerzen besonders im Stirnbereich auftreten. Eine Verschlechterung tritt nachts, im Schlaf sowie durch Sprechen und Kälte ein.

▶ Dosierung: anfangs stündlich 5 Globuli Belladonna C6, bei Besserung in immer größeren Abständen

Hepar sulfuris

Die Bronchialbeschwerden treten nach längerem Aufenthalt in trockener Kälte oder nach unterdrückten Hautausschlägen auf. Der Husten ist trocken und krampfig, selten rasselnd. Der Hustenreiz wird ausgelöst durch ein Splittergefühl zwischen Kehlkopf und Bronchien. Kinder weinen nachts vor, während oder nach dem Hustenanfall. Husten und Schmerzen nehmen allmählich zu. Der Kranke kann extrem kälteempfindlich sein. Verschlechterung tritt nachts oder morgens beim Erwachen ein. Sie kann auch durch geringste Kältereize und kalte Getränke ausgelöst werden. Besserung erfährt der Kranke in feuchtwarmem Klima (Raumluftbefeuchter!), durch Dampfbäder oder Inhalationen mit heißem Wasserdampf.

▶ Dosierung: alle 2 Stunden 3 Globuli Hepar sulfuris C12, bei Besserung immer seltener

Bryonia

Der trockene Husten mit den stechenden Schmerzen hinter dem Brustbein nimmt allmählich zu und wird unerträglich. Er tritt bevorzugt im Herbst auf. Nur bei festem Druck gegen den schmerzhaften Bereich lässt das Stechen nach. Der Patient ist launisch und reizbar und will nur seine Ruhe. Er hat großen Durst. Das Betreten warmer Räume verschlechtert den Hustenreiz. Durch Bewegung, tiefe Atmung und Sprechen tritt ebenfalls eine Verschlechterung ein. Besserung wird durch warme Getränke, Bewegungslosigkeit oder durch das Festhalten des Brustkorbes bewirkt.

▶ Dosierung: alle 2 Stunden 5 Globuli Bryonia C6

Als Einreibung bei Brustwickeln bieten sich Schweineschmalz, Rizinusöl und Magerquark an.

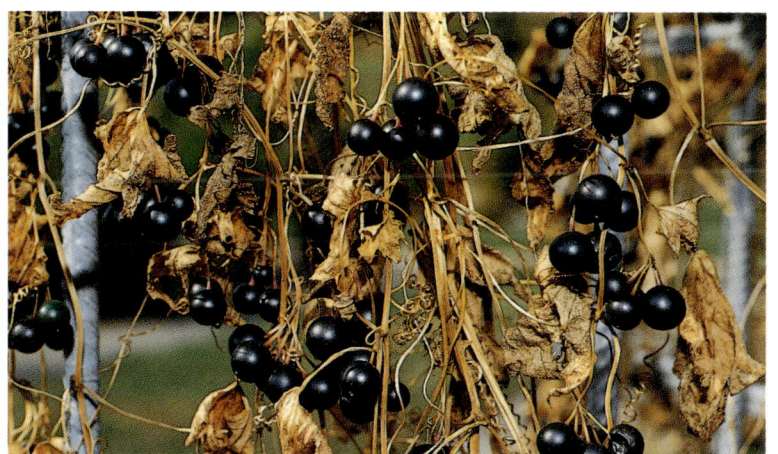

Die weiße Zaunrübe (auch schwarzbeerige Zaunrübe genannt) trägt den botanischen Namen »Bryonia alba«. Das daraus gewonnene Arzneimittel Bryonia hilft bei rheumatischen Erkrankungen und Beschwerden an den Schleimhäuten.

Aconit

Auslöser dieses trockenen Hustens, der oft von hohem Fieber begleitet wird, ist trockener, kalter Wind oder eine Angstsituation. Plötzlich, meist vor Mitternacht, beginnt der Husten mit kurzen, rauhen Hustenstößen, es pfeift beim Einatmen. Das Kind ist unruhig und sehr ängstlich, es greift sich beim Husten an die Kehle.

▶ Dosierung: anfangs stündlich 5 Globuli Aconit C6

Ipecacuanha

Besonders bei feuchtwarmem Wetter, im Frühling aber auch nach zu langem Aufenthalt in kalter Winterluft hilft Ipecacuanha. Entweder entsteht ein trockener Husten mit Atemnot durch einen Kitzelreiz im Kehlkopf. Der weiße Auswurf kann Ekel erregend schmecken, so dass er Übelkeit und Erbrechen hervorruft. Oder es kommt zu lockerem Husten mit großer Schleimansammlung in der Brust und grobem Rasseln. Der Schleim ist so zäh, dass er kaum abgehustet werden kann. Speisen, Galle und Blut können erbrochen werden, die Zunge bleibt dabei sauber. Das Gesicht kann rot oder bläulich anlaufen, die Nase blutet. Beim Gehen in kalter Luft sowie in warmen Räumen und bei Fieber verschlechtert sich der Zustand. Besserung durch kalte Getränke.

▶ Dosierung: alle 2 Stunden 5 Globuli Ipecacuanha C6

Phosphor

Nach Erkältungen mit Heiserkeit oder nach Überanstrengung kommt es zu einem brennenden Husten, der zunehmend schmerzt. Besonders morgens nach dem Aufstehen kann dabei die Heiserkeit zur Stimmlosigkeit werden. Der Kranke drückt sich mit den Händen gegen die Brust. Liegen ist nur auf der rechten Seite möglich. Dreht sich der Betroffene nachts auf den Rücken oder auf die linke Seite, wird er bald durch einen heftigen Hustenanfall geweckt. Der Patient verlangt zur Besserung nach kalten oder eiskalten Getränken, obwohl sich der Husten dadurch verstärkt. Verschlechterung durch Einatmen kalter Luft sowie bei plötzlichem Temperaturwechsel, Sprechen, Lachen oder Weinen. Besserung durch Liegen auf der rechten Seite.

▶ Dosierung: 3-mal täglich 5 Globuli Phosphor C6

Wenn Sie auch nach der dritten Einnahme des Arzneimittels keine Besserung festgestellt haben, wählen Sie bitte das nächstähnliche Mittel, oder wenden Sie sich an Ihren Hausarzt oder Homöopathen.

Drosera

Der Krampf- und Kitzelhusten kann sich bis zum Erbrechen von zähem Schleim steigern. Die heftigen Hustenattacken treten anfallsweise auf und ermöglichen es kaum, Luft zu holen. Es kommt zu Atemnot mit Erstickungsgefühlen und roter Gesichtsfärbung. Auffallend ist die tiefe, heisere Stimme. Es kommt zu Durchfall. Gegen die unerträglich stechenden Schmerzen hält sich der Kranke die Brust. Kinder sind unruhig, ängstlich und reizbar. Verschlechterung tritt zwischen Mitternacht und ein Uhr auf. Sprechen erhöht den Hustenreiz ebenfalls.

▶ Dosierung: 3-mal täglich 5 Globuli Drosera C6

Spongia

Bei sehr berührungsempfindlichem Kehlkopf und rauer Stimme, die in einen nervösen Husten mit Räusperzwang übergeht, kann Spongia helfen. Der trockene, bellende Husten hört Tag und Nacht nicht auf. Es wird jedoch nur wenig heller Schleim ausgehustet. Der Kranke verspürt ein Brennen in der Brust. Der Kranke ist hungrig und durstig. Nachts kommt es zu Erstickungsgefühlen, die den Betroffenen aus dem Schlaf hochfahren lassen. Vor und nach Mitternacht, durch Aufregung oder kalte Getränke, im Liegen sowie beim Sprechen und Singen wird der Zustand schlechter. Besserung tritt ein durch Sitzen im Bett. Nach dem Essen oder Trinken, besonders nach warmen Speisen und Getränken, bessert sich das Befinden ebenfalls.

▶ Dosierung: alle 2 Stunden 5 Globuli Spongia C6

Bei schweren Verlaufsformen, bei chronischen Bronchialerkrankungen oder wenn die ersten beiden ausgewählten Mittel nicht helfen, sollten Sie sich an einen erfahrenen Homöopathen wenden.

Hustenarten und ihre Behandlung

Hustenart	Geeignetes Heilmittel
Trockener Husten mit hohem Fieber und Unruhe	Aconit
Jeder Schnupfen schlägt auf die Bronchien	Phosphor
Krampfhustenanfälle mit Atemnot und rotem Gesicht	Drosera

Insektenstiche

Manche Menschen haben »süßes Blut«, welches Stechmücken förmlich anzuziehen scheint.

▶ Dosierung: halbstündlich 3 Globuli C6 von den folgenden Mitteln (außer Staphisagria), bei Besserung nur noch alle 2 bis 3 Stunden 3 Globuli

Apis

Bei Stichen mit Beschwerden, wie sie nach einem Bienenstich auftreten, mindert Apis die rosarote, wässrige, heiße Schwellung und die stechenden Schmerzen. Verschlechterung durch Sonne, Wärme, Bettwärme. Besserung durch kalte Umschläge.

Ledum

Bevorzugt nach Mücken- oder Bremsenstichen mit Jucken, Brennen und Schwellung ist der Einsatz von Ledum angezeigt. Es wirkt auch gegen eiternde Insektenstiche. Die Einstichstelle fühlt sich kalt an oder wird als kalt empfunden. Verschlechterung durch Wärme. Besserung durch kalte Anwendungen.

Caladium

Insektenstiche, die extrem jucken und brennen, behandelt man mit Caladium. Der süßliche Schweißgeruch des betroffenen Menschen zieht Insekten an.

Hypericum

Starke Schmerzen an der Einstichstelle bekämpft Hypericum. Charakteristisch für seinen Einsatz sind auch ein Taubheitsgefühl und eine allgemeine Verschlimmerung durch Kälte.

Staphisagria

Dieses homöopathische Sofortmittel hat sich ebenfalls bei Insektenstichen bewährt.

▶ Dosierung: 3-mal täglich 5 Globuli Staphisagria C3

Unterstützend zu Apis können Sie die Stiche mit einer Arnica- oder Kalendula Urtinktur (Ringelblume), mit den Notfalltropfen Rescue Remedy von Dr. Bach oder auch mit Teebaumöl betupfen. Sie werden rasch die lindernde Wirkung spüren.

Ischialgie

Bitte lesen Sie dazu auch das Kapitel »Hexenschuss«.

Colocynthis
Blitzartig einschießende Schmerzen nach Kränkung oder Zorn oder periodisch auftretende, krampfartige Ischialgien behandeln Sie mit Colocynthis. Charakteristische Zeichen sind Muskelkrämpfe, Taubheitsgefühl, heftige Beschwerden im Hüftgelenk, als ob es in einen Schraubstock eingespannt würde. Verschlechterung durch Berührung, Kälte, jede Gemütserregung, nachts. Besserung durch starken Druck, Anziehen der Beine, Liegen auf der schmerzhaften Seite, Ruhe, Wärme.
▶ Dosierung: 2-mal täglich 5 Globuli Colocynthis C6

Gnaphalium
Stechende Schmerzen ziehen vom Kreuz bis in den Fuß oder in die Zehen. Der Patient hat ein Taubheitsgefühl. Abwechselnd sind beide Seiten betroffen. Verschlechterung im Liegen, nachts, durch feuchte Kälte, Bewegung. Besserung im Sitzen, bei abgebeugtem Knie.
▶ Dosierung: 2-mal täglich 5 Globuli Gnaphalium C6

Magnesium phosphoricum
Die Ischiasbeschwerden treten anfallsartig auf und schießen blitzartig an den Nerven entlang. Verschlechterung durch leichte Berührung, Kälte, nachts. Besserung durch Druck, Wärme.
▶ Dosierung: 2-mal täglich 5 Globuli Magnesium phosphoricum C12

Valeriana
Plötzlich auftretende, wandernde Ischiasschmerzen wie von elektrischen Schlägen wechseln ab mit Nervosität und Überempfindlichkeit der Sinne. Es besteht Schlaflosigkeit, die sich oft auf baldrianhaltige Arzneien noch steigert. Verschlechterung durch Ruhe, Sitzen, Stehen, Strecken des betreffenden Beines. Besserung durch Bewegung, Gehen, Lagewechsel. Entspannung des Beines.
▶ Dosierung: 2-mal täglich 5 Globuli Valeriana C6

Bei häufig auftretenden Ischiasbeschwerden sind vorbeugend krankengymnastische Übungen sehr hilfreich, die die Rückenmuskulatur dehnen und entspannen. Die Bauchmuskulatur sollte darüber hinaus trainiert werden. Auch die Übungen nach Moshe Feldenkrais sind ideal, da sie besonders sanft und dadurch entsprechend wirksam sind.

Kater, Völlerei

Wer kennt das nicht? Nach zu viel Alkohol oder zu reichlichem Essen, meist noch in Verbindung mit rauchiger Luft, fühlt man sich am nächsten Tag sterbenskrank. Hier können die folgenden Mittel Abhilfe schaffen.

▶ Dosierung: stündlich 3 Globuli C6 bis Besserung eintritt.

Nux vomica

Nux vomica gilt als das »Alka Selzer« der Homöopathie. Bei Übelkeit mit Sodbrennen und Kopfschmerzen nach reichlichen Mengen von Alkohol, Tabak und Kaffee oder auch bei Übelkeit und Sodbrennen nach Völlerei oder zu hastigem Essen ist es oft hilfreich. Bei Ärger oder Zorn muss der Betroffene oft brechen. Die Magengegend ist sehr druckempfindlich. Meist haben die Patienten einen hohen Verbrauch an Magentabletten. Verschlechterung morgens, ein bis zwei Stunden nach dem Essen. Besserung abends und in Ruhe.

Pulsatilla

Zu Übelkeit und kolikartigen Bauch- und Kopfschmerzen kommt es nach Überessen, nach fetten, schweren Mahlzeiten wie Käsefondue, nach Schweinefleisch oder nach Speiseeis und eiskalten Getränken. Kennzeichnend ist Durstlosigkeit. Verschlechterung in geschlossenen, warmen Räumen. Besserung durch frische Luft, Bewegung.

Nux moschata heilt Kopfschmerzen und einen extrem aufgetriebenen Bauch mit starken Blähungen nach übermäßigem Essen. Während oder nach dem Stuhlgang kann Ohnmacht auftreten. Chronische Müdigkeit lässt den Betroffenen in jeder Lage schlafen.

Magenschmerzen

Bei länger anhaltenden Magenschmerzen müssen durch geeignete Untersuchungsmaßnahmen Geschwüre oder Tumore vor der Selbstbehandlung ausgeschlossen werden können.

Nux vomica

Einen nervösen Reizmagen, der durch übermäßigen Gebrauch von Stimulanzien wie Alkohol, Kaffee oder Nikotin, Arzneimitteln oder Drogen sowie durch größere berufliche Probleme oder chronischen Bewe-

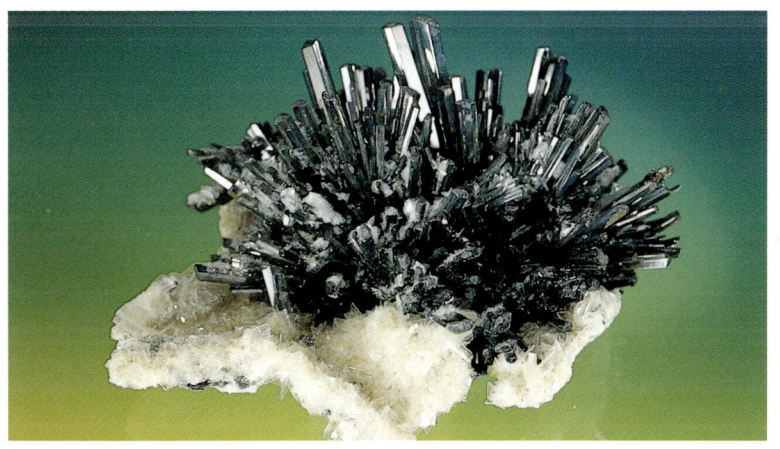

Das bleigraue, spröde Metall Antimonit wird auch als Grauspießglanz bzw. Antimonglanz bezeichnet. Es liefert den Ausgangsstoff für das homöopathische Arzneimittel Antimonium crudum.

gungsmangel bedingt ist, wird durch Nux vomica beruhigt. Kennzeichnend sind: Völle- und Schweregefühl im Magen nach dem Essen, Magenschmerzen, die in verschiedene Richtungen ausstrahlen, schmerzhaftes Aufstoßen mit saurem oder bitterem Geschmack. Verschlechterung morgens, ein bis zwei Stunden nach dem Essen, durch Alkohol, Kaffee. Besserung abends, durch Wärme, in der Ruhe.
▶ Dosierung: 2-mal täglich 5 Globuli Nux vomica C6

Pulsatilla

Die Magenbeschwerden treten nach Durcheinanderessen, nach fetten oder frittierten Speisen oder nach übermäßigem Eisgenuss auf. Trotz trockenem Mundes besteht wenig Durst. Bei ranzigem Aufstoßen breitet sich übler Geschmack im Mund aus. Warme Getränke reizen eher als kalte zu Erbrechen. Erbrochen werden auch Speisen, die schon längere Zeit vorher verspeist wurden. Verschlechterung durch Wärme. Besserung in frischer Luft, durch kleine Eismengen.
▶ Dosierung: 2-mal täglich 5 Globuli Pulsatilla C6

Antimonium crudum

Trotz eines ausgesprochenen Verlangens nach Saurem, kommt es nach dem Genuss saurer Weine, Früchte oder auf Essig und Zwiebeln zu Erbrechen. Auch für Speikinder, die nach Milch und sauren Speisen

Schlechte Essgewohnheiten wie zu hastige Nahrungsaufnahme, zu fettes und übermäßiges Essen sowie starker psychologischer Stress führen sehr häufig zu Magen- und Verdauungsbeschwerden.

spucken, ist Antimonium geeignet. Keine Erleichterung der Schmerzen nach dem Erbrechen. Die Zunge ist weiß belegt, wie angestrichen. Der Kranke ist mürrisch. Heißes Wetter löst Durchfall aus. Aufgestoßenes hat den Geschmack von Unverdautem. Verschlechterung nach dem Essen, durch Gebäck, saure Speisen. Besserung in Ruhe und durch feuchte Wärme.

▶ Dosierung: 2-mal täglich 3 Globuli Antimonium crudum C12

Mundgeruch

Ständiger Mundgeruch ist ein lästiges und oftmals abstoßendes Übel. Medizinische Mundwässer und Kaugummis helfen meist nur vorübergehend.

▶ Dosierung: 2-mal täglich 5 Globuli C6 der folgenden Mittel

Pulsatilla
Übel riechender oder fauliger Mundgeruch tritt nach fetten Speisen und Backwaren auf, besonders morgens. Es besteht Mundtrockenheit, aber kein Durst. Die gelb oder weiß belegte Zunge ist mit zähem Speichel bedeckt.

Nux vomica
Nux vomica hilft gegen fauligen, sauren oder übel riechenden Mundgeruch, der besonders morgens nach zu üppigen Abendmahlzeiten auftritt. Der Mundgeruch wird durch Essen schlimmer. Weiteres Kennzeichen ist eine allgemeine Reizbarkeit.

Teucrium
Dieses Mittel verbessert modrigen Mundgeruch, der durch Rachenschleim bei chronischen Nebenhöhlenentzündungen hervorgerufen wird.

Sinapis nigra
Dieses Mittel hilft, wenn es aus dem Mund nach Zwiebeln oder Knoblauch riecht.

Mundgeruch kann auch ein Zeichen von inneren Krankheiten sein: z. B. Magenschleimhautentzündungen oder Magengeschwüren, Erkankungen des Darms, aber auch Zinkmangel, Parodontose oder Zahnfäule.

Cedron wirkt bei fauligem oder übel riechendem Mundgeruch während der Menstruation.

Taraxacum
Der Betroffene hat einen kotartigen Geschmack im Mund, als Folge einer Leberschwäche. Die Zunge ist mit einem weißlichen Film bedeckt, der sich in Fetzen ablöst und rote, empfindliche Stellen zurücklässt.

Nervenschmerzen

Anhaltende neuralgische Schmerzen können die betroffenen Menschen zermürben. Das Simile, das individuell zu dem Menschen und seinen Beschwerden passende homöopathische Arzneimittel, kann hier oft schnelle Abhilfe schaffen.

Aconitum napellus
Nach Einwirkung von trockener Kälte kommt es bei ängstlichen Menschen plötzlich zu heftigen Neuralgien, oft im Bereich des Trigeminusnervs, mit Kribbeln und Taubheitsgefühlen.
▶ Dosierung: halbstündlich 3 Globuli Aconitum napellus C6

Magnesium phosphoricum
Es hilft bei anfallsweise auftretenden Schmerzen (meist ist der Gesichtsbereich, die Zähne, die Ohren oder der Ischiasnerv betroffen), die bohrend dem Nervenverlauf folgen. Verschlechterung nachts, durch Kälte, kaltes Waschen, Schwimmen, leichte Berührung, Zugluft. Besserung durch Wärme, warme Bäder, warme Umschläge, Druck.
▶ Dosierung: stündlich 5 Globuli Magnesium phosphoricum C12

Hypericum
Nervenschmerzen nach schweren Schnittsverletzungen und Amputationen lindert Hypericum. Es wirkt auch bei gequetschten Fingerspitzen, wenn zuvor Arnica verwendet wurde. Weiterer Einsatz bei Nervenwurzelreizungen durch Wirbelsäulen- und Rückenmarkserkrankungen, bei Steißbeinschmerzen nach der Geburt, wenn es zu Taubheit oder Ameisenlaufen kommt. Verschlechterung nachts, in der Früh, durch Kälte, Feuchtigkeit, Nebel. Besserung durch Reiben, Ruhe.
▶ Dosierung: 2- bis 3-mal täglich 5 Globuli Hypericum C6

Wenn Ihnen Taraxacum nicht hilft gegen die Empfindung, ständig einen üblen Mundgeruch zu besitzen, probieren Sie Chelidonium. Es heilt Magen- und Leberbeschwerden, die durch heiße Nahrung und warme Getränke gelindert werden.

Mezereum

Das Mittel gegen brennend-scharfe, schießende oder zuckende Schmerzen mit nachfolgendem Taubheitsgefühl. Die Beschwerden treten nach dem Abklingen von Hautausschlägen auf, insbesondere wenn die Besserung durch Salbenanwendung bewirkt wurde. Verschlechterung nachts, durch feuchtkaltes Wetter, kaltes Waschen, Wetterwechsel, Berührung. Besserung durch warmes Einhüllen.

▶ Dosierung: 2-mal täglich 5 Globuli Mezereum C6

Nervosität

Bei krankheitsbedingter Nervosität können Sie begleitend eines der folgenden Mittel anwenden, wenn die Beschreibung auf Sie zutrifft.

▶ Dosierung: 2- bis 3-mal täglich 5 Globuli C6 der folgenden Mittel

Begleitende Maßnahmen zur Reduzierung von Nervosität sind Wechselduschen, viel körperliche Betätigung an der frischen Luft, sich vollwertig ernähren, eventuell amalgamhaltige Zahnfüllungen austauschen lassen und eine Belastung durch Elektrosmog verringern (z. B. Computer oder Fernseher möglichst oft abschalten).

Kalium phosphoricum

Bei nervösen und körperlichen Erschöpfungszuständen mit Gedächtnisschwäche, Lustlosigkeit und Reizbarkeit oder wenn die leichteste Aufgabe zum großen bedrückenden Problem wird, findet Kalium phosphoricum seinen Einsatz. Die Patienten klagen über Kopfschmerzen mit Schwindel und Sehschwäche nach geistiger Überanstrengung. Verschlechterung in der Früh, durch Aufregung oder Anstrengung. Besserung durch Ruhe, Wärme und nach dem Essen.

Zincum valerianicum

Nervöse Menschen mit Erschöpfungsdepressionen, die ihre Füße ständig in Bewegung halten, beruhigt dieses Mittel. Tritt die Unruhe der Beine auch nachts auf, stört sie den Schlaf. Bereits geringe Mengen Wein verschlimmern das Allgemeinbefinden und die Beschwerden.

Valeriana

Nervosität im Zusammenhang mit großen Stimmungsschwankungen reagiert auf Valeriana. Weitere Kennzeichen sind Reizbarkeit und Schlaflosigkeit. Valeriana hilft auch, wenn Erbrechen und Durchfall nach Ärger auftreten.

Weitere Homöopathika gegen Nervosität

Acidum phosphoricum
Bei nervlichen Schwäche-
zuständen nach geistiger oder
körperlicher Überforderung,
nach anhaltendem Kummer,
bei schweren akuten Erkrankungen, in Wachstumsschü-
ben, bei Gleichgültigkeit, Apa-
thie, Konzentrationsstörun-
gen, Gedächtnisschwäche.

Kalium bromatum
Bei nervöser Unruhe mit
nachlassendem Gedächtnis
und Albträumen sowie einem
ständigen Drang, die Hände
zu bewegen; bei Verschlechterung der Beschwerden
durch geistige Anstrengung
und Besserung durch körperliche Betätigung.

Ohnmacht

Ohnmachtsanfälle treten auf, wenn die Blutzufuhr zum Gehirn nicht ausreicht, um den benötigten Sauerstoff heranzuschaffen. Der Betreffende fällt um, und zwar in die für ihn günstigste Lage: Das Gehirn wird wieder mit genügend Sauerstoff versorgt. Bringen Sie den Patienten an die Luft, legen Sie ihn flach auf den Rücken, lockern bzw. öffnen Sie einengende Kleidung.

▶ Dosierung: Die angegebenen Mittel in der Verdünnung C30 geben (3 Globuli in etwas Wasser auflösen), Taschentuch benetzen und unter die Nase des Bewusstlosen halten, Wangen und Stirn betupfen, Lippen benetzen. Wenn möglich, auch 3 Globuli direkt auf die Zunge geben.

Aconit

Aconit ist bei allen Ereignissen, die urplötzlich auftreten, das Mittel der Wahl, also bei Ohnmachtsanfällen, Kollaps, Schock, plötzlichem Schrecken, schlechten Nachrichten oder unvermuteter Aufregung.

Coffea

Coffea weckt aus Ohnmachtsanfällen nach glücklichen Nachrichten. Vor der Ohnmacht nimmt der betroffene Mensch alle Eindrücke verschärft wahr, er lacht und weint vor Freude oder Rührung.

Dauert eine Ohnmacht länger als ein paar Minuten, ist eine sofortige ärztliche Versorgung des Patienten nötig.

Wenn man vor lauter Ärger in Ohnmacht gefallen ist, oder bei einer Ohnmacht durch starke Schmerzen, hilft Chamomilla.

Pulsatilla

Die für Pulsatilla charakteristische Ohnmacht tritt in warmen, schlecht gelüfteten oder überfüllten Räumen auf. Pulsatilla hilft auch, wenn Frauen während der Menstruation ohnmächtig werden, besonders nach längerem Stehen.

Nux vomica

Bei Ohnmacht infolge Pressens bei schmerzhaftem Stuhlgang, nach lang anhaltender Überforderung, Stress oder Schlafdefizit, nach starken Gerüchen.

Ohrenschmerzen

Sie sind bei Kindern besonders häufig, treten sehr oft nachts und dann äußerst heftig auf.

Aconitum

Die meist linksseitigen heftigen Ohrenschmerzen treten kurzzeitig auf, wenn die ungeschützten Ohren kaltem Wind ausgesetzt waren, oder sie setzen kurz vor Mitternacht mit hohem Fieber ein. Zu Beginn des Fieberanstiegs kann es zu Schüttelfrost kommen. Anschließend ist die Haut trocken und heiß. Der Patient ist unruhig und ängstlich.
▶ Dosierung: halbstündlich 3 Globuli Aconitum C6, bei Besserung in entsprechend größeren Abständen

Aconitum compositum Ohrentropfen

Das Ohr ist rot, heiß und überempfindlich gegen Geräusche. Kinder brüllen vor Schmerzen, auch Erwachsene halten den Schmerz kaum aus. Verschlechterung gegen 23 Uhr und in sehr warmen Räumen.
▶ Dosierung: 3-mal täglich 3 Tropfen der angewärmten Flüssigkeit, zusätzlich zu Aconitum

Pulsatilla

Wenn die meist rechtsseitigen Ohrenschmerzen durch Kälte oder als Folge eines eitrigen Schnupfens entstanden sind, wird Pulsatilla ein-

Werden Sie durch den Anblick von Blut ohnmächtig, hilft oft Nux moschata.

Bitte überprüfen Sie durch Druck auf den Warzenfortsatz (die knöcherne Vorwölbung hinter dem Ohr), ob die Schmerzen auch diesen Bereich erfasst haben. Wenn ja, müssen Sie einen Facharzt hinzuziehen. Kann der Kranke im Liegen den Kopf nur unter Schmerzen oder gar nicht heben, müssen Sie ebenfalls einen Arzt verständigen (Verdacht auf Hirnhautentzündung!).

gesetzt. Man hat das Gefühl, als sei das Ohr verstopft. Das äußere Ohr kann geschwollen und gerötet sein. Die Kranken sind weinerlich, launisch und anlehnungsbedürftig. Verschlechterung in warmen Räumen, abends und nachts. Besserung im Freien, im Kühlen.

▶ Dosierung: alle 2 Stunden 3 Globuli Pulsatilla C6

Apis

Verwenden Sie Apis bei stechenden, brennenden Schmerzen, die besonders beim Schlucken, oft in Verbindung mit Halsschmerzen, auftreten. Typisch ist eine ödematöse, rosa Schwellung des Trommelfells, der Erguss im Mittelohr scheint durch. Eine rosafarbene Schwellung des Rachens und Zäpfchens ist ebenfalls möglich. Verschlechterung durch Wärme, durch Berührung, beim Schlucken und Kauen. Besserung bei Kälte, bei kalten Anwendungen am Ohr.

▶ Dosierung: halbstündlich 3 Globuli Apis C6

Belladonna

Bei heftigen, klopfenden Schmerzen, vorwiegend auf der rechten Seite, ist Belladonna angezeigt. Der Patient hat ein rotes Ohr oder einen hochroten Kopf, die Pupillen sind erweitert. Ein Hitze- und Völlegefühl bestehen im Ohr und im Gesicht. Kinder schreien während des Spielens plötzlich auf. Die klopfenden, hämmernden oder pulsierenden Schmerzen verschwinden nach einigen Minuten. Der Patient »dampft«, bleibt aber zugedeckt liegen. Verschlechterung durch Kälte, Licht, Erschütterung. Besserung durch Wärme.

▶ Dosierung: halbstündlich 3 Globuli Belladonna C6

Chamomilla

Dieses Mittel wird hauptsächlich bei zahnenden Kindern eingesetzt. Charakteristisch: Eine Backe ist rot, die andere blass, manche Kinder klagen auch über Halsschmerzen. Die Kinder wollen ständig herumgetragen werden, sind ruhelos und jähzornig. Verschlechterung bis Mitternacht, durch Wärme, warme Getränke und beim Bücken. Besserung der Schmerzen durch Umhertragen, Streicheln und durch Bewegung.

▶ Dosierung: halbstündlich 3 Globuli Chamomilla C6

Sie können die Ohrenschmerzen auch durch ein Zwiebelsäckchen, in das Sie eine zerkleinerte mittelgroße Zwiebel gegeben haben, lindern. Wenn keine kalte Anwendung geraten ist, erhöhen Sie die Wirkung der Zwiebel, wenn Sie sie vorher ohne Fett in einer Pfanne erhitzen.

Ferrum phosphoricum

Bei ziehenden Ohrenschmerzen im Frühstadium einer Entzündung. Wenn das Mittelohr rot, heiß, geschwollen und schmerzhaft ist. Das Fieber steigt langsam bis maximal 39 °C. Verschlechterung nachts, besonders zwischen vier und sechs Uhr morgens. Besserung durch kalte Anwendungen und langsames Umhergehen.

▶ Dosierung: stündlich 3 Globuli Ferrum phosphoricum C12

Gelsemium

Gelsemium hilft bei bohrenden oder stechenden Ohrenschmerzen, die periodisch auftreten. Sie folgen meist einer Erkältung und sind eher rechtsseitig. Auch schießende Halsschmerzen, die beim Schlucken zum Ohr ziehen, werden beklagt. Verschlechterung der Beschwerden im Sitzen.

▶ Dosierung: alle 2 Stunden 5 Globuli C6

Bei der Zusammenstellung der homöopathischen Reiseapotheke – speziell auf Ihr Reiseziel abgestimmt – werden Sie Ihr Apotheker sowie Ihr Homöopath sicherlich gerne beraten.

Reisekrankheit

Gegen Reisefieber und Reiseübelkeit kann man sich eine kleine homöopathische Reiseapotheke zusammenstellen. Sehen Sie auch unter den Stichworten »Durchfall«, »Erbrechen«, »Magenschmerzen« nach.

Aconitum

Das Reisefieber äußert sich in Herzklopfen und Angst vor dem Fliegen. Auch bei sonstigen Reiseschocks und -schrecken, z. B. bei Unfällen, ist Aconitum ein sicheres Mittel.

▶ Dosierung: am Tag vor Beginn der Reise 3 Globuli Aconitum C30 sowie 30 Minuten vor Antritt

Coffea

Nervöse Erregung, Ruhelosigkeit oder Herzklopfen stören die Reisevorbereitungen – dagegen hilft Coffea. Trinken Sie nach der Einnahme von Coffea keinen Kaffee!

▶ Dosierung: am Tag vor Beginn der Reise 3 Globuli Coffea C30 sowie 30 Minuten vor dem Flug

Was ist Reisekrankheit?

Reisefieber
Ängste und Aufregung belasten schon vor Antritt der Reise das Allgemeinbefinden, den Schlaf sowie das gesamte Nervensystem.

Reisekrankheit
Es kommt zur Übelkeit, da sich das Gleichgewichtsorgan im Innenohr nicht an die Bewegungen in Auto, Bus, Schiff oder Flugzeug anpassen kann.

Cocculus

Sie haben Probleme mit der Zeitumstellung, leiden unter Übelkeit und Erbrechen, oft mit Schwindel und Schwäche. Besondere Kennzeichen für Cocculus: große Traurigkeit, die Zeit vergeht zu rasch. Verschlechterung bei Schlafmangel. Besserung durch Flachliegen.
▶ Dosierung: vor Reiseantritt 1-mal 3 Globuli Cocculus C30, nach der Ankunft ebenfalls 1-mal 3 Globuli; bei Reiseübelkeit halbstündlich 3 Globuli Cocculus C6

Petroleum

Solange sich das Fahrzeug bewegt, besteht ständige Übelkeit. Trotz Übelkeit verlangt man nach Essen. Ein Schwindelgefühl tritt auf.
▶ Dosierung: halbstündlich 3 Globuli Petroleum C6

Reizhusten

Reizhusten tritt oft ohne weitere Erkältungssymptome auf. Er kann jedoch auch Restsymptom einer Erkältung sein, die mit ungeeigneten Mitteln behandelt wurde.
▶ Dosierung: Wir empfehlen bei folgenden Mitteln 3-mal täglich 3 Globuli der Potenz C6, bei spürbarer Besserung noch einige Tage lang 1-mal täglich eine Viertelstunde vor dem Frühstück 5 Globuli

Bromum

Husten, Asthma oder auch Durchfall nach warmen Tagen mit kühlen Abenden heilen Sie mit Bromum. Der Bromumpatient verkühlt sich

Tabacum hilft bei Reiseübelkeit, die sich in blasser oder grüngelber Haut, kaltem Schweiß und viel Speichelfluss äußert. Der Betroffene fühlt sich entsetzlich elend und muss während der Fahrt die Augen geschlossen halten. Verschlechterung der Beschwerden durch Wärme, geöffnete Augen, Tabakrauch. Besserung wird durch frische Luft und Öffnen der Kleidung erreicht. Dosierung: halbstündlich 3 Globuli Tabacum C6.

nach Schwitzen leicht. Äußerste Heiserkeit bis zum Stimmverlust ist typisch. Rasselnde Atemgeräusche und ein trockener, krampfhafter und pfeifender Husten entstehen. Die eingeatmete Luft wird als kalt empfunden. Verschlimmerung durch das Einatmen kalter Luft und in warmen Räumen. Besserung durch kalte Getränke oder am Meer.

Conium

Anhaltenden trockenen Husten, von einer trockenen Stelle im Kehlkopf verursacht, heilen Sie mit Conium. Der Husten tritt sofort nach dem Hinlegen auf; der Kranke muss sich sofort aufsetzen und so lange husten, bis sich der Auswurf löst, dann erlischt der Hustenreiz und das Schlafen ist möglich; Atemnot bei der geringsten Anstrengung. Verschlechterung erfolgt durch Reden, Lachen sowie beim tiefen Einatmen. Auch wenn die Arme oder Hände kalt werden, oder beim Hereinkommen aus der Kälte in die Wärme, verschlimmert sich der Husten. Besserung erzielen Sie durch Aufsitzen.

Sticta pulmonaria

Dem Husten geht ein Schnupfen voraus. Die Nasenschleimhäute sind trocken. Es besteht ein unangenehmes Verstopfungsgefühl im Bereich der Nasenwurzel und ein ständiges Bedürfnis, die Nase zu schneuzen.

Bei Reizhusten, der einen im Theater, Konzert oder ähnlichen Veranstaltungen überfällt, hilft das Kauen von zwei bis drei Wacholderbeeren, die man dann im Mund zergehen lässt.

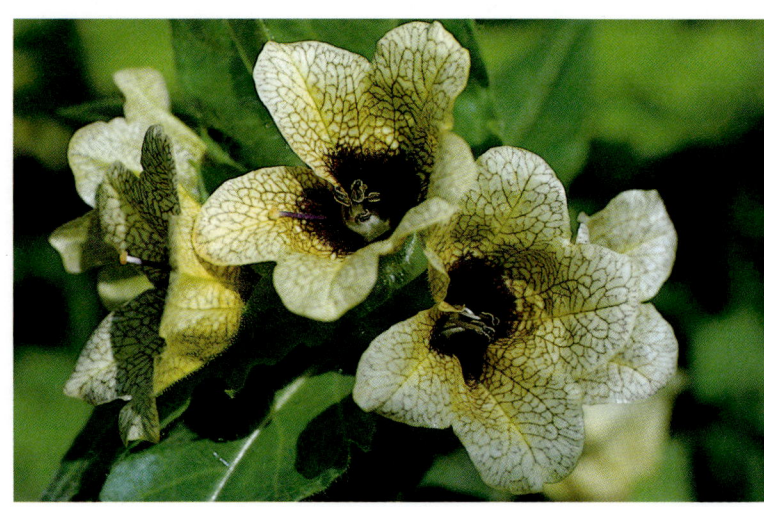

Das schwarze Bilsenkraut, botanisch Hyoscyamus niger, wird zur Familie der Nachtschattengewächse gezählt. Das homöopathische Konstitutionsmittel wird aus der ganzen, frischen, blühenden Pflanze gewonnen.

Der Kranke hüstelt und räuspert sich, um Husten zu vermeiden, weil er nicht mehr aufhören kann, wenn er erst einmal mit dem Husten begonnen hat. Das Zerschlagenheitsgefühl ist sehr ausgeprägt. Abends und nachts, im Liegen und durch tiefes Einatmen verschlechtert sich der Zustand.

Hyoscyamus

Hyoscyamus heilt einen trockenen, zuweilen auch krampfartigen Husten, der sich nachts deutlich verschlimmert und meist direkt nach dem Hinlegen beginnt. Der Husten stellt sich bei sensiblen Menschen oft in Zeiten starker innerer Anspannung ein. Im Liegen sowie beim Essen und Trinken verschlechtert sich der Zustand. Tagsüber tritt Besserung ein.

Rückenschmerzen

Nervenverletzungen im Bereich der Wirbelsäule sind schmerzhaft und können durch homöopathische Mittel gelindert oder geheilt werden. Zusätzliche Umschläge mit Franzbranntwein und Johanniskrautöl, auch Massagen und in vielen Fällen eine Wärmebehandlung sind wirkungsvoll.

▶ Dosierung: 2-mal täglich 5 Globuli C6, bei Besserung 1-mal täglich 5 Globuli

Anhaltende oder immer wiederkehrende Rückenschmerzen können auf Erdstrahlen am Schlafplatz oder auf ungeeignete Materialien der Matratze und Kissen hinweisen.

Arnica

Typisches Zeichen, das für den Einsatz von Arnica spricht: Man fühlt sich wie zerschlagen, man hat Angst, berührt zu werden. Das Bett erscheint als zu hart. Man möchte seine Ruhe haben. Verschlechterung durch Bewegung und Berührung, bei nasskaltem Wetter. Besserung in der Ruhe.

Apis

Eine Behandlung mit Apis hilft bei rheumatischen Rückenbeschwerden, bei denen die Schmerzen brennend und stechend sind. Besserung wird durch kalte Umschläge erzielt.

Hilfe für den Rücken

▶ Achten Sie auf aufrechte Haltung beim Sitzen
▶ Tragen Sie schwere Lasten nicht einseitig
▶ Heben Sie Lasten immer nur aus der Hocke heraus auf

▶ Tragen Sie möglichst bequemes Schuhwerk, verzichten Sie auf hohe Absätze
▶ Trainieren Sie regelmäßig Ihre Rückenmuskulatur, und entspannen Sie sich öfter

---

Wie Sie Ihren Rücken vor Schmerzen und Erkrankungen wirkungsvoll schützen können, lesen Sie in dem Ratgeber von Zora Felicia Storm-Kull »Fit und beweglich mit der Rückenschule«, der ebenfalls im Südwest Verlag erschienen ist.

Rhus toxicodendron

Rhus toxicodendron wirkt bei Überdehnung und wenn zusätzlich ein Taubheits- und Lähmungsgefühl in den Beinen auftritt. Verschlechterung in der Ruhe, nachts. Bei Feuchtigkeit und Nässe. Besserung durch Wärme, Reiben; bei fortdauernder Bewegung.

Bellis perennis

Wenn nach einer Rückenverletzung auch die Nerven in Mitleidenschaft gezogen wurden, hilft Bellis perennis. Verschlechterung der Beschwerden durch Berührung, Bettwärme und heiße Bäder. Auch kalte Bäder werden nicht gut vertragen. Besserung durch kontinuierliche, gleichmäßige Bewegung.

Conium

Die Wirbelsäulenverletzung geht mit Schwindel und Übelkeit einher. Ein zusätzliches Taubheitsgefühl in der unteren Körperhälfte ist ebenfalls ein Zeichen für Conium. Es kann auch bei Steißbeinneuralgien verwendet werden, die sich beim Stehen verschlechtern. Verschlechterung durch Erschütterung. Besserung durch Bewegung.
▶ Dosierung: Bitte immer einen Homöopathen zurate ziehen!

Ruhelosigkeit

Gegen Nervosität und Ruhelosigkeit anzugehen, ist schwierig, auch in der Homöopathie. Versuchen Sie, ohne Beruhigungsmittel auszukommen. Wenn die von uns angegebenen Mittel nicht den gewünschten

Erfolg bringen, sprechen Sie mit Ihrem homöopathischen Arzt oder mit Ihrem Heilpraktiker. Denken Sie auch an die guten Wirkungen des autogenen Trainings.

▶ Dosierung: bei Bedarf 2-mal täglich 5 Globuli C6 (C12 bei Arsenicum album und Zincum metallicum)

Arsenicum album

Die Ruhelosigkeit ist gepaart mit Schwäche und Erschöpfung, die bei der kleinsten Anstrengung auftreten, es besteht große Ängstlichkeit. Häufig frösteln die Patienten leicht.

Kalium bromatum

Kalium bromatum beruhigt bei ständigem Bewegungsdrang oder wenn man bei geistigen Anstrengungen noch unruhiger wird; es hat sich auch bei Albträumen bewährt. Das Gedächtnis des Betroffenen scheint nachzulassen. Erst durch körperliche Bewegung kommt man langsam zur Ruhe.

Aconitum

Bei Ruhelosigkeit, die mit hohem Fieber und Angst bis hin zur Todesangst verbunden ist, wirkt Aconitum.

Zincum metallicum

Im Sitzen wie auch nachts im Bett muss der Betreffende seine Füße ständig bewegen. Hier hilft Zincum metallicum. Weitere Kennzeichen: Schwäche, Zittern und Zucken verschiedener Muskeln. Der Betroffene kann nicht die kleinste Menge Wein vertragen.

Rhus toxicodendron

Es besteht ein ständiger Drang, sich zu bewegen; der Betroffene hat große Probleme, ruhig im Bett zu bleiben. Ein Gefühl der Steifigkeit oder des Unwohlseins in der Muskulatur bewirkt ein unbewusstes Bemühen, eine angenehme Haltung zu finden und einzunehmen. Außerdem tritt häufig Ängstlichkeit während der Nacht auf. Bei diesen Symptomen hat sich Rhus toxicodendron bewährt.

Rund ein Prozent der deutschen Bevölkerung leidet unter der sehr qualvollen Krankheit Restless legs (ruhelose Beine), ohne dies zu wissen. Auskunft und Rat erteilt hier das Max-Planck Institut in München.

Schlaflosigkeit

Wer unter Schlaflosigkeit leidet, sich gar mit starken und stärksten Tabletten behelfen muss, der bekommt nach einer gewissen Zeit fast Angst vor den Stunden der Nacht, denn die Dosis der Schlaftabletten muss meist gesteigert werden. Sprechen Sie in diesem Fall unbedingt mit Ihrem Arzt oder Heilpraktiker! Bedenken Sie auch, dass die benötigte Schlafmenge individuell sehr verschieden ist. Nehmen Sie, wenn Sie nur hin und wieder unter Schlafstörungen leiden, die folgenden Mittel in der angegebenen Dosierung.

▶ Dosierung: 30 Minuten vor dem Zubettgehen 1-mal 3 Globuli C6 (kann im Bedarfsfall wiederholt werden)

Hinter anhaltenden Schlafstörungen verbirgt sich meist eine depressive oder eine organische Erkrankung.

Kalium phosphoricum
Bei Schlafstörungen nach längeren Aufregungen, Überarbeitung, Sorgen und dem Gefühl, dass bereits leichte Aufgaben unüberwindlich sind, hilft Kalium phosphoricum. Es beugt auftretenden Albträumen und Schlafwandeln vor.

Chamomilla
Besonders sehr quengelige Kinder, die ständig herumgetragen werden möchten, werden durch Chamomilla wirkungsvoll beruhigt.

In schweren Schlafstörungen bei Kindern spiegeln sich oft deren traumatische Geburtserlebnisse wider.

Coffea
Durch übermäßige Freude oder durch Vorfreude, z. B. vor einem angenehmen Ereignis, einem Fest, einem Treffen, vor Reiseantritt, wird die Schlaflosigkeit ausgelöst. Der Kopf ist voller Gedanken, man kann nicht mehr abschalten. Hier ist Coffea das geeignete Mittel.

Ignatia
Bei quälendem Kummer, Enttäuschung oder Schock können Sie Ignatia anwenden. Wichtige Kennzeichen für dieses Mittel sind: häufiges Seufzen, Schluchzen oder Stöhnen. Es besteht Reizbarkeit mit paradoxen Reaktionen. Der geistige und körperliche Zustand kann schnell ins Gegenteil umschlagen.

Nux vomica

Die Schlafstörungen, bei denen Nux vomica besonders gut wirkt, treten nach zu viel Arbeit und Stress auf. Geeignet ist Nux vomica auch für reizbare und häufig ärgerliche Menschen. Nach zu viel Kaffee-, Nikotin- oder Alkoholgenuss beruhigt es.

Schnupfen

Der banale Schnupfen ist für die Homöopathie nichts anderes als eine Reinigungsreaktion des Körpers über die Schleimhäute. Wer jedoch chronischen Schnupfen hat, der sollte seinen Stuhl auf Darmparasiten untersuchen lassen. Auch ein Allergietest (Heuschnupfen!) kann sinnvoll sein.

Zur allgemeinen Abwehrsteigerung hilft spagyrische Urtinktur von Echinacea angustifolia (Dosierung: 3-mal täglich 15 Tropfen) oder Echinacea D3 (3-mal täglich 5 Globuli).

Allium cepa

Wund machender Fließschnupfen, oft begleitet von krampfhaftem Husten und Kitzeln im Kehlkopf, ist das Einsatzgebiet für Allium cepa. Ursache: feuchtkaltes Wetter, Wind, Kälte. Verschlechterung der Beschwerden in warmen Räumen, in feuchtwarmer Luft. Besserung im Freien.
► Dosierung: alle 2 Stunden 3 Globuli Allium cepa C6

Euphrasia

Der Schnupfen ist milde, jedoch die Tränen sind scharf und machen die Haut wund. Der Kranke muss häufig niesen und ist stark lichtempfindlich. Verschlechterung in warmen Räumen und tagsüber. Der Tränenfluss verschlimmert sich in der Kälte und bei Wind. Besserung im Liegen.
► Dosierung: alle 2 Stunden 3 Globuli Euphrasia C6

Die nebenstehenden homöopathischen Heilmittel für Schnupfen können Sie auch bei Heuschnupfen mit der beschriebenen Symptomatik einsetzen.

Luffa

Setzen Sie Luffa ein, wenn zum Fließ- und Stockschnupfen Müdigkeit hinzukommt und außerdem dumpfe Kopfschmerzen von der Stirn zum Nacken hin ziehen.
► Dosierung: 3-mal täglich 5 Globuli Luffa C4

Schnupfen ist nicht nur eine lästige Erkrankung der Nase, sondern er dient dem ganzen Körper zur Reinigung und Regeneration.

So stärken Sie Ihr Immunsystem

► Vermeiden Sie Genussmittel wie Alkohol und Nikotin
► Bewegen Sie sich ausreichend an der frischen Luft
► Sorgen Sie für genügend Schlaf
► Essen Sie viel frisches Obst und Gemüse
► Verzichten Sie möglichst auf Schweinefleisch
► Machen Sie kalte Güsse
► Gehen Sie oft in die Sauna

Sambucus

Die Nase ist verstopft, aber ohne Absonderungen, Schniefen. Nachts sind Erstickungsanfälle möglich, da sich die Entzündung auf den Rachen ausbreitet (Abhilfe: warme Halswickel). Verschlechterung nachts, in trockener, kalter Luft.

► Dosierung: alle 2 bis 3 Stunden 5 Globuli Sambucus C6

Pulsatilla

Fließ- und Stockschnupfen wechseln sich ab. Verschlechterung abends und im Liegen. Besserung in frischer Luft, bei Bewegung.

► Dosierung: alle 2 bis 3 Stunden 5 Globuli Pulsatilla C6

Arsenicum album

Bei dünnem und wässrigem, auch brennendem Sekret. Arsenicum album ist gut für ängstliche Patienten, die großen Durst haben und häufig kleinere Mengen trinken. Verschlechterung in der Kälte. Besserung in der Wärme.

► Dosierung: 2-mal täglich 3 Globuli Arsenicum album C12

Da der Schnupfen eine sinnvolle und wünschenswerte Abwehrreaktion des Körpers gegen eindringende Erreger darstellt, sollte er nicht mit chemischen Mitteln unterdrückt werden.

Schulterschmerzen

Reißende Schulterschmerzen, die durch Schlag oder Sturz verursacht wurden, oder Beschwerden rheumatischer Art können Sie mit homöopathischen Mitteln lindern und heilen.

► Dosierung: früh und abends jeweils 5 Globuli C6 (3 Globuli C12 bei Ferrum metallicum); bei Besserung 1-mal täglich 5 Globuli

Arnica

Die Muskulatur fühlt sich an wie zerschlagen, der Kranke hat Angst berührt zu werden, möchte seine Ruhe haben. Das Bett erscheint knochenhart. Verschlechterung durch Berührung, geringsten Druck, Bewegung und Erschütterung. Besserung durch Liegen, Tieflagerung des Kopfes, Ruhe.

Ferrum metallicum

Die Schmerzen in der linken Schulter strahlen über den Arm bis zur Hand aus.

Ruta graveolens

Nach Stößen oder Schlägen, bei Quetschungen, bei Überanstrengung der Bänder und Sehnen kann Ruta Erleichterung verschaffen.

Bryonia

Bei stechenden Schmerzen hilft die Behandlung mit Bryonia. Es wirkt gut nach Überanstrengung, falscher Bewegung oder bei Verkühlen nach körperlicher Anstrengung. Verschlechterung bei geringster Bewegung. Besserung durch Ruhe, Kühle, Liegen auf dem schmerzhaften Bereich oder festen Druck auf die schmerzhafte Stelle.

Hypericum

Als Folgemittel von Arnica hilft Hypericum, wenn Arnica nicht die erwünschte Heilung bringt. Verschlechterung bei Kälte, Feuchtigkeit, Nebel, Luftzug sowie bei Berührung. Besserung erfolgt, wenn der Kopf nach hinten gebeugt wird.

Rhus toxicodendron

Nach Zerrungen, Verrenkungen, Verheben heilt Rhus toxicodendron. Es gilt als »Möbelpackermittel« und kann im Wechsel mit Arnica eingenommen werden. Eine Verschlechterung zu Beginn der Bewegung ist kennzeichnend. Auch bei Ruhe sowie bei Nässe und Kälte verschlimmern sich die Beschwerden. Besserung tritt bei andauernder Bewegung, und bei Wärme ein, wobei eine Wärmflasche hilfreich ist.

Achtung:
Ruta nicht in der Schwangerschaft einnehmen!

Auch bei Schulterschmerzen, die nach einem Aufenthalt in Zugluft auftreten, hilft Ihnen Rhus toxicodendron.

Sehnenscheidenentzündung

Nicht nur Sportler sind von Sehnenscheidenentzündungen betroffen, auch Menschen, die viel stricken, Klavier spielen oder Schreibmaschine schreiben, haben darunter zu leiden.

▶ Dosierung: 2-mal täglich 5 Globuli C6 der folgenden Mittel (3-mal 5 Globuli Symphytum C4), bis Besserung eintritt

Arnica

Dieses Mittel kann man als allererste Gegenmaßnahme ausprobieren. Verschlechterung bei Berührung, Bewegung, Erschütterung und feuchter Kälte. Besserung in Ruhe und durch Wärme.

Rhus toxicodendron

Typisches Erkennungszeichen für den Einsatz dieses Mittels: Besserung der Beschwerden bei fortdauernder Bewegung. Die erste Bewegung dagegen löst heftige Schmerzen aus. Verschlechterung tritt durch Nässe oder feuchtkalte Witterung ein. Besserung erfolgt durch Wärme und warme Anwendungen.

Bryonia

Bryonia ist angezeigt, wenn das entzündete Gelenk geschwollen und heiß ist. Verschlechterung ergibt sich bei der geringsten Bewegung. Besserung entsteht durch gezielten Druck auf die schmerzende Stelle und bei völliger Ruhigstellung.

Symphytum

Symphytum fördert den Heilungsprozess bei den charakteristischen prickelnd-stechenden Schmerzen. Verschlechterung der Beschwerden durch Druck, Berührung oder Bewegung. Besser geht es dem Kranken in der Wärme.

Nux vomica

Entzündungen am linken Arm als Folge von Verkühlung oder Zugluft sind Anzeichen für eine Nux-vomica-Behandlung. In Stressphasen tre-

Sehnenscheidenentzündungen treten meist mit gewisser Verzögerung nach der Überbelastung auf. Tritt schon während der übermäßigen Tätigkeit eine Schwellung oder aber Schmerzen auf, sollten Sie einen Orthopäden oder Homöopathen aufsuchen.

ten die Beschwerden besonders häufig auf. Verschlechterung bei Kälte und Zugluft sowie durch nervliche Anspannung. Besserung durch Zudecken, Wärme, Ruhe, Schlaf.

Belladonna

Sehr typisch: Die Schmerzen erscheinen urplötzlich und verschwinden ebenso schnell wieder. Die Schwellung ist gerötet und heiß. Der Patient ist unwillig und wütend.

Sodbrennen

Ein zu trockener Wein, eine zu fette Mahlzeit, eine zu hektische Konferenz: Für lästiges und schmerzhaftes Sodbrennen gibt es viele Gründe.

▶ Dosierung: bei Bedarf halbstündlich 3 Globuli C6 der folgenden Mittel (C12 bei Carbo vegetabilis und Magnesium phosphoricum)

Robinia

Das Hauptmittel gegen Sodbrennen ist Robinia. Es hilft, wenn das Sodbrennen so stark ist, dass saure Magenflüssigkeit aufgestoßen wird, die die Zähne stumpf macht. Bei Unverträglichkeit von Fett wirkt es ebenfalls. Verschlechterung tritt nachts ein.

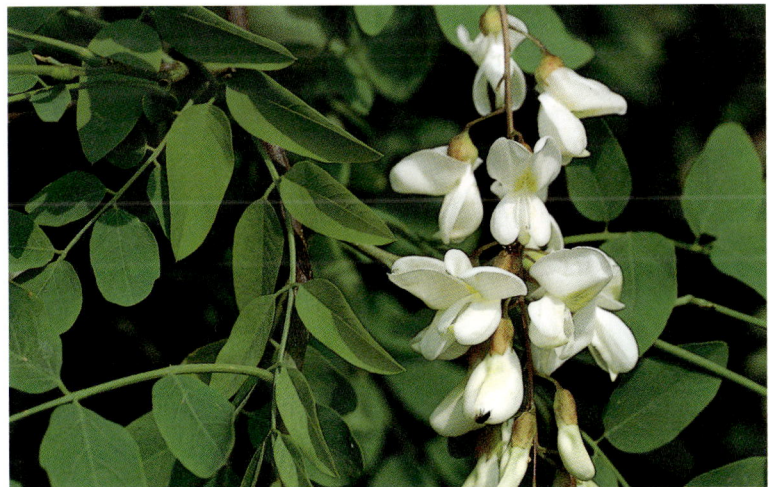

Ein gutes Hausmittel gegen Sodbrennen ist die altbewährte Heilerde. Sie bindet überschüssige Magen- und Gallensäure, Giftstoffe und Darmbakterien.

Die Robinie (Robinia pseudoacacia) ist auch als Scheinakazie oder Silberregen bekannt. Sie gehört zur Gattung der Schmetterlingsblütler und hat weiße, duft- und honigreiche Blüten. Die Robinie dient als Ausgangsstoff für das Mittel Robinia.

Iris versicolor

Bei dem charakteristischen Sodbrennen für den Einsatz von Iris versicolor besteht starker Speichelfluss. Die Wirkung dehnt sich auch auf Magen, Darm, Pankreas (Bauchspeicheldrüse) und Speicheldrüsen aus. Das Sodbrennen kann zusätzlich noch mit migräneartigem Kopfschmerz verbunden sein.

Nux vomica

Bei Völlegefühl, das nach dem Essen auftritt, oder bei Brechreiz, bei saurem, bitterem Geschmack im Mund hilft Nux vomica. Für Managertypen ist das Mittel besonders geeignet.

Lycopodium

Das Sodbrennen tritt schon nach kleinen Mahlzeiten auf und ist oft mit krampfartigen Schmerzen verbunden. Charakteristischerweise entsteht das Sodbrennen zwischen 16 und 20 Uhr.

Acidum carbolicum

Wenn man einen aufgetriebenen Magen hat und ein lästiges Hitzegefühl die Speiseröhre hinaufsteigt, kann eine Behandlung mit Acidum carbolicum helfen. Typisch ist das Verlangen nach Kaffee und Tabak.

Carbo vegetabilis

Zu dem Sodbrennen kommen starke Blähungen. Die Betroffenen frieren leicht, haben bläuliche Lippen und fühlen sich in der frischen Luft besser.

Sonnenbrand

Stundenlanges Braten in der prallen Sonne ist heutzutage nicht mehr gefragt. Aber auch schon ein paar Minuten »oben ohne« können – besonders in südlichen Ländern – »Bleichgesichtern« gefährlich werden. Neben den bewährten homöopathischen Arzneien gibt es gut wirksame Cremes in der Apotheke: beispielsweise Calendula Creme, Combudoron Gel (oder flüssig), Rescue Creme von Dr. Bach.

Sodbrennen mit Schluckauf und Würgen, sowie Durst auf kalte Getränke sind Anzeichen, die für den Einsatz von Magnesium phosphoricum sprechen.

Einen akuten Sonnenbrand lindern Sie zuerst mit feuchten Auflagen, diemit verdünnter Combudoron- oder Rescue-Lösung getränkt sind. Nach einigen Stunden empfiehlt es sich dann, Combudoron Gel dünn aufzutragen.

Ferrum phosphoricum

Es eignet sich bei schwachem Sonnenbrand. Zusätzlich zur Einnahme von Ferrum phosphoricum können kalte Kompressen auf dem Kopf den Zustand lindern.

▶ Dosierung: alle 2 Stunden 3 Globuli Ferrum phosphoricum C12

Belladonna

Beim Sonnenbrand wird die Haut knallrot. Dazu kommen erweiterte Pupillen, ein geröteter Hals und oft auch berstende Kopfschmerzen.

▶ Dosierung: alle 2 Stunden 5 Globuli Belladonna C6.

Glonoinum

Bei starkem Sonnenbrand mit Kopfschmerz hat sich Glonoinum bewährt. Der Kopf fühlt sich wie vergrößert an. Jeder Herzschlag wird im Kopf oder in den Ohren wahrgenommen.

▶ Dosierung: alle 2 Stunden 5 Globuli Glonoinum C6.

Cantharis

Cantharis wirkt gegen Sonnenbrand bei zusätzlicher Bläschenbildung, aber auch bei sonstigen Verbrennungen mit Blasenbildung, die sich entzünden.

▶ Dosierung: alle 2 Stunden 5 Globuli Cantharis C6

Unterschätzen Sie nicht die Wirkung der Sonne bei bedecktem Himmel. Vor allem in südlichen Breiten können Sie sich auch dann in kürzester Zeit verbrennen. Wenn Sie länger als eine halbe Stunde ohne Schutz in der Sonne verbringen, riskieren Sie einen Sonnenbrand.

Sonnenstich

Wer einen Sonnenstich erwischt hat, dessen Haut ist heiß und trocken, er fühlt sich schlecht, schläfrig, manchmal auch fiebrig. Großer Durst, Erbrechen und Durchfall sind möglich. Suchen Sie nach einem Sonnenstich nicht sofort einen kalten Raum auf, der Körper soll sich erst allmählich an die Kühle gewöhnen. Feuchte Kompressen auf der Stirn helfen. Trinken Sie Wasser, aber langsam, möglichst mit etwas Salz oder Zucker versetzt. Die folgenden homöopathischen Mittel bringen Erleichterung.

▶ Dosierung: stündlich 3 Globuli C6 der folgenden Mittel, bis Besserung eintritt

Erste Hilfe bei Sonnenstich

▶ Bringen Sie den Betroffenen zuerst in den Schatten oder in einen kühlen Raum
▶ Lagern Sie seinen Oberkörper erhöht
▶ Öffnen Sie beengende Kleidungsstücke sowie Gürtel oder Krawatte

▶ Kühlen Sie Stirn und Nacken mit feuchten Auflagen
▶ Geben Sie schluckweise kühle Getränke
▶ Tritt nach fünf Minuten keine Besserung ein oder ist der Patient bewusstlos, verständigen Sie den Notarzt

Ohne Kopfbedeckung in der prallen Sonne z. B. Volleyball zu spielen, ist nicht nur unmodisch, sondern auch höchst gefährlich. Durch die Einwirkung langwelliger Sonnenstrahlen kommt es in Verbindung mit der durch die Bewegung verstärkten Gehirndurchblutung zu einer Reizung der Hirnhäute, also zum Sonnenstich.

Glonoinum

Es kommt zu einem starken Pulsieren im Kopf und im Herzbereich sowie im Brustraum (Gegensatz zu Belladonna). Das Gesicht ist rot oder blass. Verschlechterung durch Wärme und Bücken. Besserung durch kalte Anwendungen (Waschlappen).

Belladonna

Belladonna hilft bei heißem Kopf und kalten Händen. Charakteristisch sind: hochrotes, heißes Gesicht, erweiterte Pupillen, kalte Hände und Füße, klopfende und sichtbar pulsierende Schläfen- und Halsschlagadern. Verschlechterung bei Erschütterung, Lärm, Licht und Bewegung. Besserung durch Zudecken, Nach-hinten-Lehnen und Ruhe.

Aconit

Wenn man sich unwohl fühlt, das Gesicht totenblass ist und wenn das Blut im Kopf heftig pulsiert, nehmen Sie Aconit. Beim Versuch, aufzustehen, wird einem übel. Besserung der Kopfschmerzen tritt durch Wasserlassen ein.

Gelsemium

Wer vor Schwäche zittert, dem hilft Gelsemium. Die Augenlider können vor Schmerzen kaum offen gehalten werden. Ein betäubender Kopfschmerz beginnt im Nacken oder am Hinterkopf und wandert zu Stirn und Augen. Besserung tritt durch Wasserlassen ein.

Apis

Bei gespannter Haut und steifem Nacken geben Sie Apis. Wichtige Kennzeichen für den Einsatz von Apis sind: aufgedunsenes Gesicht, rosafarbene Haut. Setzen Sie Apis auch ein bei Symptomen wie: den Kopf-ins-Kissen-Bohren oder -hin-und-her-Rollen. Bei Kindern ist auch schrilles Schreien im Schlaf möglich. Die Empfindlichkeit gegen geringste Berührungen ist groß. Verschlechterung durch Wärme. Besserung durch Kälte.

Melilotus

Unerträgliche, bei jedem Pulsschlag pochende Kopfschmerzen weisen auf den Einsatz von Melilotus hin. Der Betroffene hat ein hochrotes Gesicht. Der Kranke ist häufig verwirrt. Besserung der Beschwerden durch Wasserlassen.

Veratrum album

Bei Sonnenstich mit Übelkeit und Erbrechen und großer Schwäche hilft Veratrum album. Hinzu kommen kalter Schweiß sowie ein großes Bedürfnis nach frischer Luft.

Zeichen einer Hirnhautbeteiligung sind die sogenannte Nackensteifigkeit und der Wunsch des Patienten, den Kopf zurückgebeugt zu halten. Das Vorbeugen des Kopfes führt zu mehr oder weniger starken Schmerzen und wird daher vermieden.

Stimmverlust

Husten und Heiserkeit führen nicht selten dazu, dass man nur noch krächzen oder flüstern kann, oft sogar seine Stimme völlig verliert. Die folgenden Mittel können einen Stimmverlust heilen oder zumindest lindern.

▶ Dosierung: 2- bis 3-mal täglich 3 Globuli C6 der folgenden Mittel (C12 bei Ferrum phosphoricum)

Bromum

Dem Stimmverlust gehen Husten, Asthma (oder auch Durchfall) nach warmen Tagen mit kühlen Abenden voraus. Wer Bromum braucht, gerät bei Anstrengungen leicht ins Schwitzen und ist dann sehr empfindlich gegen Abkühlung oder Zugluft. Charakteristisch sind die rasselnden Atemgeräusche und ein trockener, krampfhafter und pfeifender Husten. Man empfindet die eingeatmete Luft als kalt. Verschlechterung tritt durch das Einatmen kalter Luft und in warmen Räumen ein. Besserung wird durch kalte Getränke und am Meer eingeleitet.

Arum maculatum

Nach einem Aufenthalt in trockener Kälte erleichtert Arum das auftretende Kitzeln und Jucken in Nase, Kehlkopf und an den Lippen.

Phosphor

Setzen Sie Phosphor bei hartem und trockenem Husten ein.

Arum triphyllum

Es wird viel Schleim abgesondert und ausgespuckt.

Übergewicht

Auch wenn eine Diät noch so sorgfältig ausgetüftelt ist, sie hat einen großen Nachteil: Ist sie beendet, hat man die mühsam verlorenen Pfunde schnell wieder drauf. Wenn Sie aber mal eine Zeit lang einfach nur weniger essen wollen, können die folgenden homöopathischen Mittel Ihre guten Vorsätze unterstützen.

▶ Dosierung: 3-mal täglich 3 Globuli C6 der folgenden Mittel (C12 bei Calcium carbonicum und Graphites)

Ammonium carbonicum

Ammonium hilft behäbigen Menschen, die häufig müde und erschöpft sind. Sie erkälten sich leicht, leiden unter Herzschwäche und Schweregefühl in allen Organen. Es besteht großer Appetit, man ist aber bereits nach wenigen Bissen satt. Starke Blähungen mit Bauchgeräuschen sind charakteristisch.

Calcium carbonicum

Die leichte Gewichtszunahme erfolgt besonders nach Milch und Milchprodukten. Es besteht eine Neigung zur Verstopfung. Bei Überarbeitung kommt es zu Appetitverlust oder Heißhunger. Häufig leiden

---

▶ Aconitum wirkt, wenn die Stimme nach trockener Kälte wegzubleiben droht.

▶ Ferrum phosphoricum ist das richtige Mittel für Redner oder Sänger und alle, die ihre Stimme leicht überanstrengen.

▶ Ignatia hilft Patienten mit überanstrengter Stimme, die häufig seufzen und jammern.

▶ Gelsemium wirkt, wenn die Stimmlosigkeit bei Frauen nach der monatlichen Regelblutung auftritt.

die Patienten unter saurem Aufstoßen, Erkältungen bei Wetterwechsel, sauer riechendem Schweiß an Körper und Füßen (schon bei geringer Anstrengung), nächtlichem Schwitzen, besonders am Kopf.

Graphites

Entsteht das Übergewicht infolge ständigen Essens, mangelnder Bewegung und gleichzeitiger Verstopfung, kann Graphites Abhilfe schaffen. Oft bestehen brennende Magenschmerzen, die sich nur vorübergehend durch Essen oder heiße Milch bessern. Verschiedene Hautausschläge treten auf, die häufig eine honigartige, klebrige Flüssigkeit absondern. Hautrisse und Schrunden sind typisch.

Capsicum

Für übergewichtige Menschen mit schlaffer Haut und schlaffen Geweben eignet sich Capsicum. Sie sind träge, betätigen sich ungern körperlich, mögen nur Routinetätigkeiten und bekommen schnell Heimweh. Es besteht eine Neigung zu Unreinlichkeit.

Verbrennungen

Kleinere Verbrennungen können Sie mit kaltem Wasser übergießen, dann reinigen Sie die Wunde mit unverdünntem Essig (keine Essigessenz) oder mit Calendula Urtinktur: 10 Tropfen auf 1 Glas gekochtes und wieder abgekühltes Wasser. Anschließend legen Sie einen Verband mit Combudoron Gel auf, das Sie in der Apotheke bekommen.

Arnica

Als erste homöopathische Maßnahme hilft Arnica gegen den Schock.
▶ Dosierung: viertelstündlich 5 Globuli Arnica C6; oder 2-mal 3 Globuli Arnica C30 in einstündigem Abstand

Belladonna

Wenn die Haut hochrot und gefleckt ist und der Patient klopfende Schmerzen um die Brandstelle verspürt, ist Belladonna wirkungsvoll.
▶ Dosierung: viertelstündlich 3 Globuli Belladonna C6

Wenn Ihnen Ihre Pfunde Sorgen bereiten, sollten Sie auf jeden Fall auch Ihre Essgewohnheiten analysieren. Verzichten Sie generell auf Süßigkeiten, und reduzieren Sie Ihren Alkoholkonsum, oder steigen Sie als Biertrinker z. B. auf leichtes oder alkoholfreies Bier um. Wenn Sie gerne naschen, greifen Sie am besten zu frischem Obst oder Gemüse.

Schweregrad von Verbrennungen
Grad I: Rötung
Grad II: Blasenbildung
Grad III: offene Wunden
Grad IV: verkohlte Haut

Erste Hilfe bei Verbrennungen

▶ Lassen Sie sofort kaltes Leitungswasser über die Haut laufen, oder tauchen Sie den verletzten Körperteil in kaltes Wasser, mindestens 10 bis 20 Minuten lang
▶ Entfernen Sie verbrannte Kleidung, aber reißen Sie fest an der Brandwunde anklebende Kleidungsstücke nicht mit Gewalt ab

▶ Öffnen Sie auf keinen Fall Brandblasen
▶ Decken Sie die Brandwunde mit tockenen, sterilen Kompressen gut ab
▶ Bei leichten Verbrennungen hilft das Auftragen einer Brandsalbe
▶ Bei großflächigen oder starken Verbrennungen rufen Sie unbedingt den Notarzt

Ferrum phosphoricum

Ferrum ist angezeigt bei roter Haut und starker Berührungsempfindlichkeit.

▶ Dosierung: stündlich 5 Globuli Ferrum phosphoricum C12

Sie können den Schmerz bei leichten Verbrennungen auch lindern, indem Sie die Brandwunde noch zwei- bis dreimal kurz der Hitzequelle nähern. Auch hierbei wird Ähnliches durch Ähnliches geheilt. Der Schmerz verschwindet dann meist, und die Bildung von Blasen wird verhindert.

Hamamelis

Hamamelis heilt speziell eine verbrannte Zunge oder verbrannte Lippen, die durch zu heiße Getränke entstanden sind.

▶ Dosierung: viertelstündlich 5 Globuli Hamamelis C4

Arsenicum album

Die verbrannten Stellen schmerzen brennend, und es bilden sich Blasen. Die Verletzten sind ängstlich und wollen nicht alleine sein. Hier hilft Arsenicum album.

▶ Dosierung: alle 30 Minuten 2 Globuli Arsenicum album C12

Urtica urens

Bei Verbrennungen mit eingedellten Blasen ist Urtica urens angezeigt. Der Betroffene empfindet brennenden Schmerz mit Jucken. Verschlechterung durch Kälte, kaltes Wasser und durch Berührung.

▶ Dosierung: stündlich 5 Globuli Urtica urens C6

Cantharis

Es kommt zu Blasenbildung mit brennenden Schmerzen. Frostschauer wechseln ab mit Hitzewallungen. Der Patient ist ruhelos.

▶ Dosierung: viertelstündlich 3 Globuli Cantharis C6

Verbrennungen dritten und vierten Grades

Bei schweren und schwersten Verbrennungen (dritten und vierten Grades) unterstützen homöopathische Mittel als Erstversorgung.

Arsenicum album

Arsenicum album hilft, wenn die Blasenränder schwarz verfärbt sind.

▶ Dosierung: alle 10 Minuten 3 Globuli Arsenicum album C12

Causticum

Causticum setzen Sie bei verkohlter Haut ein.

▶ Dosierung: alle 10 Minuten 5 Globuli Causticum C6

Verbrennungen, die größer als eine Handfläche sind, müssen sofort vom Notarzt behandelt werden.

Verstopfung

Ballaststoffarme Ernährung, mangelnde Bewegung, Nervosität, dies sind nur einige Ursachen lästiger Verstopfung. Auch auf Reisen ist sie nicht selten ein unangenehmer Begleiter. Homöopathisch gibt es eine ganze Menge von Möglichkeiten, einer Verstopfung zu begegnen.

Bryonia

Der trockene Stuhl ist groß und hart. Typisch ist Durst auf große Mengen kalten Wassers.

▶ Dosierung: 2-mal täglich 5 Globuli Bryonia C6

Nehmen Sie wenn möglich keine Abführmittel! Sie führen über längere Zeit hinweg genommen zu einer Verstärkung des Problems.

Magnesium chloratum

Der harte, bröckelige Stuhl sieht grau und verbrannt aus und ist mit Schleim überzogen.

▶ Dosierung: früh und abends 5 Minuten vor dem Essen 5 Globuli Magnesium chloratum C6

Die richtige Ernährung bei Verstopfung

▶ Nehmen Sie vollwertige, ballaststoffreiche Kost zu sich

▶ Trinken Sie so viel wie möglich – mindestens zwei bis drei Liter pro Tag

▶ Essen Sie öfter Leinsamen oder Weizenkleie, Sie können sie z. B. in Joghurt mischen

▶ Essen Sie morgens ein bis zwei getrocknete Pflaumen, die Sie über Nacht in etwas Wasser eingeweicht haben

Alumen

Wenn man meint, der Darmausgang würde sich durch den harten, großkalibrigen Stuhl zusammenschnüren, ist Alumen geeignet.

▶ Dosierung: 2-mal täglich 5 Globuli Alumen C6

Plumbum metallicum

Der Schließmuskel ist verkrampft, die Entleerung ist schmerzhaft und oft nur unter schwerem Pressen möglich.

▶ Dosierung: 2-mal täglich 3 Globuli Plumbum metallicum C12

China wird eingesetzt, wenn die Verstopfung nach Flüssigkeitsverlust wie starkem Schwitzen oder nach einer vorausgegangenen Durchfallerkrankung auftritt. Auch bei Verstopfung nach Blutverlust oder nach Schwangerschaft und Geburt kann China hilfreich sein. Dosierung: 2-mal täglich 5 Globuli C6.

Lycopodium

Die Verstopfung entsteht, wenn der Betroffene auf fremde Toiletten gehen muss. Er leidet zusätzlich unter Blähungen im Unterbauch.

▶ Dosierung: 2-mal täglich 5 Globuli Lycopodium C6

Nux vomica

Die nervöse Verstopfung tritt meist auf Reisen auf und ist sehr hartnäckig, obwohl scheinbar ganz normaler Stuhlgang vorhanden ist. Die Patienten sind verärgert, der Ärger verstärkt die Verstopfung noch.

▶ Dosierung: 2-mal täglich 5 Globuli Nux vomica C6

Opium

Die Verstopfung dauert lang an, es besteht kein Stuhldrang. Der Stuhl ist klein und hart. Kommt es zu einer Entleerung, dann erfolgt sie nur teilweise. Diese Symptome sind charakteristisch für Opium.

▶ Dosierung: 2-mal täglich 5 Globuli Opium C6

Wetterfühligkeit

Unter Wetterbeschwerden leiden nicht nur ältere Menschen, auch Schulkinder haben Schwierigkeiten, sich bei Wetterumschwung oder großer Hitze zu konzentrieren. Es kommt dabei häufig zu Störungen der allgemeinen Befindlichkeit, zu Kopfschmerzen oder Kreislaufproblemen.

▶ Dosierung: 2-mal täglich 5 Globuli C6 der folgenden Mittel

Rhododendron

Rhododendron ist das Mittel der Wahl bei Kopfschmerzen und rheumatischen Beschwerden, die durch einen Wetterumschwung ausgelöst werden. Insbesondere vor und während einer Periode mit stürmischem Wetter sind die Beschwerden sehr heftig. Besserung der Symptome erfährt der Patient nach Abflauen des Sturmes oder aber durch Wärme.

Natrium muriaticum

Bei Wetterumschwung auf heißes Wetter wählen Sie Natrium muriaticum gegen die Beschwerden der Wetterfühligkeit. Dieses Mittel wirkt auch bei Lippenbläschen (Herpes labialis), die durch Sonnenbaden im Hochgebirge entstehen, bei einer Sonnenallergie oder bei Hautausschlägen, die im Urlaub am Meer auftreten.

Natrium sulfuricum

Dieses Mittel hilft besonders gut, wenn es bei Schwüle oder bei Hitze mit hoher Luftfeuchtigkeit schnell zu Erschöpfung kommt. Rheumatische Beschwerden dominieren bei feuchtkaltem Wetter. Auch hier ist Natrium sulfuricum geeignet.

Natrium carbonicum

Kopfschmerzen mit Schwindel, die nach größeren Anstrengungen, z. B. Sport oder Wandern) in der Mittagshitze auftreten, behandelt man mit Natrium carbonicum. Die Betroffenen verrenken oder verstauchen sich sehr leicht die Fußgelenke.

Betrachten Sie Wetterfühligkeit, auch wenn Sie nicht immer angenehm ist, als eine positive Eigenschaft, die Ihnen zeigt, dass Ihr Körper in einem sehr sensiblen Austausch mit Ihrer Umwelt und der Natur steht. Die Fähigkeit, ein »Wetterfrosch« zu sein, geht oft mit einem enthusiastischen Gefühl einher, wenn die Beschwerden nachgelassen haben.

Zahnfleischbluten

Wenn schon die geringste Berührung mit der Zahnbürste zu Blutungen am Zahnfleisch führt oder der berühmte Biss in den knackigen Apfel diese Folgen zeigt, dann sollten Sie an Samuel Hahnemanns hilfreiche Kügelchen denken. Sie sollten außerdem den Gang zum Zahnarzt nicht scheuen. Nur er kann feststellen, ob bereits eine Entzündung des Zahnfleisches vorliegt.

Arnica
Arnica hilft bei häufig auftretendem Zahnfleischbluten.
▶ Dosierung: 2- bis 3-mal täglich 3 Globuli Arnica C6

Nux vomica
Das Zahnfleisch ist weißlich geschwollen. Die Zähne schmerzen bei kalten Speisen und Getränken, beim Kauen, in kalter Luft oder auch wenn die Luft beim Atmen durch die Zähne streicht. Nux vomica lässt sich auch anwenden bei Aphthen mit blutigem Speichel. Der Patient ist beruflich oder privat sehr angespannt. Er zeigt sich reizbar, ist sehr empfindlich gegenüber Geräuschen, Gerüchen, Licht und anderen Störfaktoren.
▶ Dosierung: 2-mal täglich 5 Globuli Nux vomica C6

Zerrungen

Zerrungen sind schneller passiert als man denkt. Es kann beim Sport passieren, beim Treppensteigen, beim Arbeiten im Haushalt oder bei der Gartenarbeit. Ist man in Eile oder gar etwas unterkühlt, sind die Gelenke sehr anfällig für Verletzungen, wie beispielsweise die unangenehm schmerzhaften Zerrungen.

Arnica
Bei Unfällen in Haus und Garten oder auch unterwegs sollten Sie zu allererst an Arnica denken. Arnica ist das Trauma- und Überlastungsmittel. Es wird verwendet bei Überempfindlichkeit des ganzen Körpers,

Häufiges Zahnfleischbluten kann ein Hinweis darauf sein, dass Sie Ihre amalgamhaltigen Zahnfüllungen nicht vertragen. Möglicherweise sind aber auch Ihre Mundhöhle und Ihr Darm von Pilzen befallen. Lassen Sie sich auf jeden Fall untersuchen.

bei Muskelkater, Zerschlagenheit, Überanstrengung. Spezielles Kennzeichen für den Einsatz von Arnica ist große Müdigkeit. Der Patient fühlt sich wie zerschlagen. Er hat Angst vor Berührung und verhält sich abweisend. Das Bett erscheint ihm knochenhart. Der Kopf ist heiß, der Körper kalt. Verschlechterung entsteht durch Berührung und geringsten Druck. Bewegung und Erschütterung verschlimmern die Beschwerden. Eine Besserung erfolgt vor allem durch Liegen, Kopftief-Lagern und in Ruhe.

▶ Dosierung: halbstündlich 3 Globuli Arnica C6, bis Besserung eintritt (Kinder nehmen 2 Globuli C6); auch die Einnahme von 2 bis 3 Globuli C30 oder C200 ist möglich, aber nur 1- bis 2-mal pro Tag

Bryonia

Kennzeichnend für den Einsatz von Bryonia sind die stechenden Schmerzen. Bryonia hilft bei Muskel- und Rückenschmerzen nach Überanstrengung, Verkühlen oder falscher Bewegung. Die betroffene Muskulatur ist steif und schmerzhaft bei der geringsten Bewegung. Verschlechterung der Beschwerden bereits bei geringer Bewegung, Wärme oder Berührung. Besserung durch Ruhe, Kühlung, Liegen auf dem schmerzhaften Bereich oder festem Druck auf die schmerzhafte Stelle.

▶ Dosierung: 3-mal täglich 3 Globuli Bryonia C6

Rhus toxicodendron

Rhus toxicodendron gilt als das »Möbelpacker-« oder »Umzugsmittel«. Es wirkt bei allen Folgen von Zerrungen, Verrenkungen, Verheben und Überanstrengung. Sie können Rhus toxicodendron auch im Wechsel mit Arnica einnehmen. Verschlechterung tritt nachts, in Ruhe, bei Nässe und Kälte ein. Charakteristisch ist die Verschlimmerung zu Beginn der Bewegung. Besserung bei fortgesetzter Bewegung sowie bei Wärme.

▶ Dosierung: in den ersten Tagen 2- bis 3-mal 5 Globuli Rhus toxicodendorn C6, dann 1-mal täglich 5 Globuli; zusammen mit Arnica: jeweils 3 Globuli C6 im stündlichen Wechsel, bei Besserung jeweils 1-mal täglich 5 Globuli

---

Zerrungen und Verstauchungen haben fast immer das Anschwellen des betroffenen Gelenks zur Folge. Diese Schwellung hält ca. drei Tage an, klingt aber meist innerhalb von zwei Wochen ab. Sie sollten auf jeden Fall einen Facharzt aufsuchen, wenn Sie den Eindruck haben, dass Sie nicht nur eine Zerrung haben, sondern das Gelenk auch verschoben ist, wenn das Gelenk nur unter größten Schmerzen belastbar ist, oder die Schmerzen nach dem ersten Tag immer noch zunehmen.

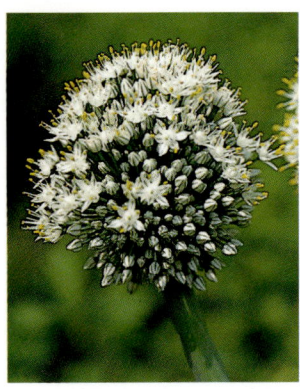

Die Küchenzwiebel Allium cepa treibt wunderschöne, kugelrunde Blüten.

Die 31 wichtigsten Arzneimittel

Im Folgenden werden die wichtigsten homöopathischen Mittel in alphabetischer Reihenfolge kurz vorgestellt. Die Beschreibung zeigt Ihnen die Krankheitszeichen, die für den Einsatz des jeweiligen Mittels charakteristisch sind, und kennzeichnet das äußere Erscheinungsbild des Patienten sowie dessen körperliche und seelische Verfassung. Die Dosierungen zu den einzelnen Krankheitsbildern sowie weitere einsetzbare homöopathische Mittel erfahren Sie unter den jeweiligen Stichwörtern im Kapitel »Krankheiten von A bis Z«.

Aconitum napellus/blauer Eisenhut, Sturmhut

Modalitäten
Verschlechterung hauptsächlich nachts und abends, in warmen Räumen, durch Liegen auf der befallenen Seite und kalte Winde. Besserung im Freien und beim Schwitzen.

Urplötzlich setzen die stürmischen Beschwerden ein, akut und heftig, mit hohem Fieber. Auslöser ist ein seelischer Schock oder ein Temperaturschock infolge plötzlicher Abkühlung bei trockener, kalter Luft. Starker Kräfteverlust, große Unruhe, Ängstlichkeit bis zur Todesangst sind kennzeichnend. Fieber, das auf Aconitum napellus reagiert, beginnt meist abends, bald nach dem Einschlafen, mit starkem Frösteln, dann Temperaturanstieg auf über 40 °C mit Trockenheit und Hitze von Haut und Schleimhäuten. Der Patient zeigt Unruhe und Angst; Herzklopfen mit schnellem, kräftigem Puls, ein rotes Gesicht, beim Aufsitzen im Bett erblasst er und hat Durst auf kalte Getränke.

Allium cepa/Küchenzwiebel

Modalitäten
Verschlechterung in Wärme, in warmen Räumen, abends. Besserung im Freien, in der Kälte.

Allium cepa hilft bei einer ständig wässrig triefenden Nase, scharfem Schnupfensekret, das die Nasenöffnung und Oberlippe schnell wund werden lässt, und bei mildem Tränenfluss, der die Augen zum Brennen bringt.

Allium cepa heilt Erkältungen bei feuchtkaltem Wetter mit Heiserkeit, trockenen Husten beim Einatmen kalter Luft durch Kitzelreiz im Kehlkopf, Atembeklemmungen durch Druckgefühl in der Mitte der Brust, Kopfweh sowie Hitzegefühl mit Durst.

Apis mellifica/Honigbiene

Charakteristische Zeichen für Apis sind: Schwellungen und Entzündungen mit stechenden Schmerzen und größter Empfindlichkeit gegen Hitze, Berührung und Kleiderdruck; feuerrote, geschwollene, schmerzende Zunge, oft verbunden mit kalter Nasenspitze. Der Kranke ist apathisch, schläfrig, eifersüchtig, fahrig und schreit nachts aus dem Schlaf auf.

▶ Apis wird eingesetzt bei Halsentzündungen mit starken rosaroten Schwellungen der Mandeln und des Rachenraumes, wobei das Zäpfchen säckchenartig aufgequollen und verlängert ist; bei Mittelohrentzündungen, die sich durch Wärmeanwendung verschlimmern; bei Insekten- und Bienenstichen, bei Fieber ohne Durst, mit dem Bedürfnis, sich abzudecken, sowie bei starken Schwellungen der Oberlider und der Tränensäcke.

Modalitäten

Wärme, Druck und Berührung werden nicht ertragen. Geschlossene, überheizte Räume sind eine Qual. Verschlechterung durch Wärme und Berührung. Besserung durch kühle Umschläge.

Arnica montana/Bergwohlverleih

Arnica ist das erste Mittel, das nach allen stumpfen Verletzungen, bei Prellungen, Zerrungen, Quetschungen, Blutergüssen und bei Muskelkater eingesetzt werden sollte.

▶ Typische Zeichen sind: Zerschlagenheit des Körpers und der Glieder, besonders im Liegen; der ganze Körper schmerzt, das Bett erscheint unerträglich hart. Trotz Übermüdung fällt das Einschlafen schwer. Der Kranke will seine Ruhe haben, lehnt Behandler ab, verhält sich abweisend, hat Angst vor jeglicher Berührung.

▶ Arnica wirkt nach Stürzen oder Hundebissen; vor der Geburt, vor Operationen, vor dem Zahnarztbesuch, bei Schwindel und hohem Blutdruck, bei alten Menschen nach Herzinfarkt oder Schlaganfall, zur Prophylaxe gegen Blutungen und Embolien.

Modalitäten

Verschlechterung durch die geringste Berührung, Druck, abends und nachts sowie Bewegung und Wein. Besserung durch Liegen, Kopf-tief-Lagern. Linderung durch heiße Wickel oder Kompressen.

Arsenicum album/Arsentrioxid, weißes Arsenik

Verschlechterung nach Mitternacht, bei Kälte, bei geringsten Anstrengungen, nach kaltem Essen und Trinken, nach Milch. Besserung nach warmen Anwendungen, nach heißen Getränken, in frischer Luft.

Die Patienten, die Arsenicum album benötigen, sind ruhelos, haben brennenden Durst auf kleine Schlucke Wasser. Sie leiden unter brennenden Schmerzen, Angst (auch Todesangst), besonders nach Mitternacht und großer Erschöpfung.

▶ Arsenicum hat sich bewährt bei starker Übelkeit mit Durchfall oder Brechdurchfall (Lebensmittelvergiftungen), die mit Schwäche verbunden ist; bei Übelkeit nach Speiseeis oder Milch (besonders in der Schwangerschaft) sowie bei vielen Hauterkrankungen bis hin zur Neurodermitis.

Belladonna/Tollkirsche

Modalitäten

Verschlechterung durch Berührung, Sommersonne, durch Geräusche, nach Mitternacht, während des Trinkens. Besserung in Ruhe, beim Stehen oder Sitzen.

Belladonna wirkt bei plötzlich auftretenden, meist hochfieberhaften Erkrankungen mit rotem Gesicht. Der Patient dampft unter der Bettdecke (will aber nicht aufgedeckt werden). Im Fieber besteht kein Durst, sonst aber haben die Kranken großen Durst auf kaltes Wasser, einen trockenen Mund und keine Angstgefühle (Gegensatz zu Aconit).

▶ Belladonna ist das Hauptmittel bei Scharlach. Es wirkt bei Hitzschlag und Sonnenbrand, bei Ischiasschmerzen; es kann als Wehenmittel und bei Erkrankungen nach feuchtkaltem Wetter und nassen Haaren eingesetzt werden.

Bryonia alba/weiße Zaunrübe

Modalitäten

Verschlechterung durch kleinste Bewegung, Wärme. Besserung durch feuchtes Wetter, Druck auf die schmerzhafte Stelle, in Ruhe.

Alle Schleimhäute (besonders von Nase und Darm) sowie die Lippen sind äußerst trocken. Daher besteht immer Durst auf kalte Getränke. Starke Verstopfung mit trockenem, hartem Stuhl tritt auf. Die Patienten sind reizbar, jähzornig, wollen in Ruhe gelassen werden und fühlen sich zu Hause am wohlsten.

▶ Bryonia wird mit Erfolg eingesetzt bei Kopfschmerzen, Gelenk- und Verdauungsbeschwerden mit Husten, wenn die genannten Symptome stimmen.

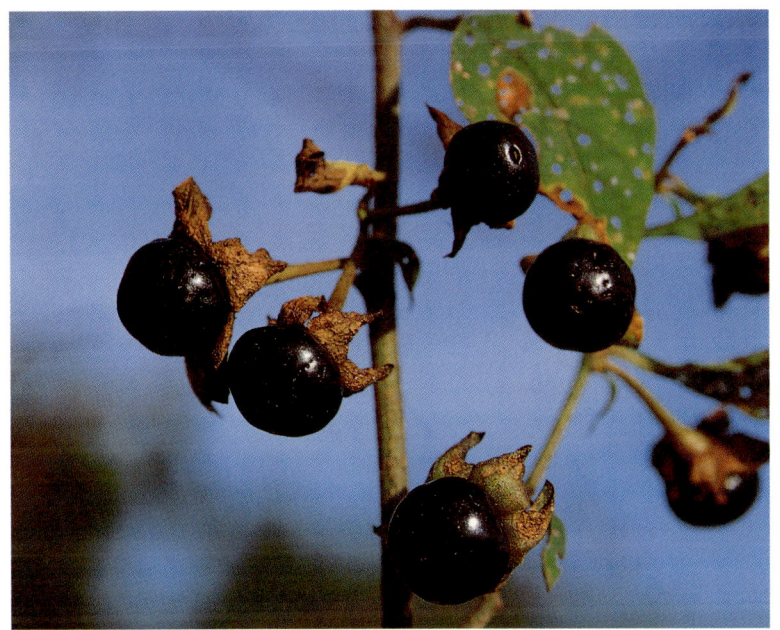

Der Wirkstoff der Tollkirsche (Atropa belladonna) ist hochgiftig. Sie dürfen auf keinen Fall die Beeren oder Teile dieser Pflanze essen. Der Wirkstoff wird nur in extremer, kontrollierter Verdünnung in der Medizin und Naturheilkunde eingesetzt.

Carbo vegetabilis/Holzkohle

Carbo vegetabilis ist gut geeignet als Mittel für Menschen, die genießen wollen. Typische Zustände sind: Neigung zu Ohnmacht und ständige Erschöpfung sowie Drang nach frischer Luft.

▶ Carbo vegetabilis wirkt bei Kollaps, Schwäche und kaltem Schweiß; bei Lebensmittelvergiftungen, bei Blähungen im Oberbauch; beim sogenannten Roemheld-Syndrom (wenn der geblähte Darm gegen das Zwerchfell drückt und dadurch Herzbeschwerden verursacht). Es wird auch gegen Krampfadern, speziell in der Schwangerschaft, erfolgreich eingesetzt.

Modalitäten
Verschlechterung abends, nachts und im Freien, bei Kälte. Die Betroffenen vertragen kein fettes Essen, keine Butter, Milch, keinen Kaffee. Besserung durch Aufstoßen.

Chamomilla/echte Kamille

Dies ist das bevorzugte Mittel für unruhige, jähzornige Menschen oder für Kinder, die herumgetragen werden wollen oder nach allerlei Spielzeug verlangen, es aber sofort wieder wegwerfen.

Modalitäten
Verschlechterung durch Hitze, Ärger, Wind, nachts. Besserung durch feuchtwarmes Wetter.

▶ Chamomilla ist gut geeignet für zahnende Säuglinge und bei Ohrenschmerzen, bei denen die Hitze den Kranken fast wahnsinnig macht. Typisches Zeichen für Chamomilla: Die eine Wange ist rot, die andere blass.

China/Chinarinde

Modalitäten

Verschlechterung bei leichtester Berührung, nach dem Essen. Besserung beim Krümmen des Körpers, im Freien, in der Wärme.

Dieses Mittel wird in der Rekonvaleszenz nach größeren Blutverlusten oder nach längerem Brechdurchfall erfolgreich eingesetzt.

▶ Gut zu gebrauchen ist China bei Kopf- und Trigeminusschmerzen, Schwindel. Aber auch bei Durchfall, der nach jedem Essen auftritt – besonders nach Obst –, ist China zur Behandlung sehr geeignet. Als Blähungsmittel hilft China, wenn die übel riechenden Blähungen den ganzen Bauch ausfüllen.

Ferrum phosphoricum/Eisenphosphat

Modalitäten

Verschlechterung nachts von vier bis sechs Uhr, bei Stoß oder Berührung, auf der rechten Seite. Besserung durch kalte Anwendungen.

▶ Ferrum phosphoricum ist geeignet als Anfangsmittel bei Fieber, wenn dieses ganz allmählich aufgetreten ist. Auch zu Beginn aller entzündlichen Erkrankungen und bei Ohrenschmerzen im ersten Stadium hat es sich bewährt. Gut geeignet ist es für nervöse, empfindliche Menschen, die schnell erschöpft sind.

Gelsemium/wilder gelber Jasmin

Modalitäten

Verschlechterung in der Sonne, bei Erschütterung, Überhitzung, beim Schütteln, durch Hutdruck. Besserung durch kalte Umschläge, kalte Luft, durch Druck.

▶ Gelsemium lindert wirksam die Folgen von Schreck, Angst, Aufregung und seelischer Erregung. Es eignet sich daher gut zum Einsatz bei Prüfungen, vor denen man viel Angst hat oder besonders aufgeregt ist.

▶ Gelsemium wirkt gut bei langsam auftretender Grippe, die mit Kopfweh, das vom Nacken aufsteigt, sowie von Zähneklappern und Durstlosigkeit begleitet ist.

▶ Gelsemium hilft auch gegen Durchfall, der hauptsächlich nach dem Essen auftritt, gegen zittrige Schwäche, Zerschlagenheit, Frösteln, große Müdigkeit und bei einem Bandgefühl um den Kopf.

Ignatia amara/Ignatiusbohne

Wer durch Heimweh, Liebeskummer oder Verlust einer liebgewonne-nen Person aus dem Gleichgewicht geraten ist, braucht Ignatia. Es wird oft als Frauenmittel bezeichnet.

▶ Wechselhafte Stimmungen, Neigung zu Lach- und Weinkrämpfen, häufiges Seufzen und Stöhnen sind Anzeichen für den Einsatz von Ignatia. Köperlich leiden Ignatiapatienten unter einem Kloßgefühl im Hals und Schlaflosigkeit mit viel Gähnen.

Modalitäten

Verschlechterung durch Tabak, verräucherte Luft, Kaffee, leichte Berührung, starke Gerüche, Kummer. Besserung durch Lage-wechsel, festen Druck und Wärme.

Kalium bichromicum/Kaliumbichromat

▶ Die charakteristischen Einsatzmöglichkeiten von Kalium bichro-micum sind Erkrankungen des Nasen- oder Rachenraumes mit zähem, klebrigem, gelbgrünem Schleim. Typisch sind auch die runden, punkt-förmigen Krusten in der Nase. Die Zunge ist meist dick gelb belegt. Man kann nicht mehr riechen.

▶ Kalium bichromicum hilft bei plötzlich auftretenden Schmerzen und bei Ischiasbeschwerden.

Modalitäten

Verschlechterung nach Bier, am Morgen und an Tagen mit feuchtwarmem Wetter. Besserung bei Hitze.

Kalium carbonicum/Pottasche

Kalium carbonicum ist ein sehr gut wirksames Mittel gegen stechende Schmerzen, wobei der Schmerz häufig in der unteren rechten Brust auftaucht.

▶ Kalium carbonicum hilft gegen trockenen, spastischen Husten mit Würgen und Erbrechen sowie gegen starke Blähungen, die einen schon nach ganz wenig Essen plagen. Kalium carbonicum ist auch als Wehenmittel geeignet.

Modalitäten

Verschlechterung in frischer Luft, in der Früh, besonders zwischen zwei und fünf Uhr, nach Anstrengungen, durch Lie-gen auf der linken Seite. Besserung durch warmes Wetter und Aufstoßen.

Lachesis/Buschmeisterschlange

Lachesis wird sehr häufig als Frauenmittel in den Wechseljahren ver-wendet. Es wird vor allem bei septischen (durch Infektionen hervor-gerufenen) Erkrankungen eingesetzt.

Modalitäten
Verschlechterung nach dem Schlaf, durch enge und drückende Kleidung, feuchte Wärme. Besserung durch Abfließen der Sekrete wie Schnupfen, Schweiß, Menstruation.

▶ Lachesis wirkt bei schweren Entzündungen der Mandeln (Angina) oder der Speicheldrüsen, wenn die Beschwerden links beginnen und nach rechts übergreifen. Das Gefühl, als ob man einen Kloß im Halse hätte, deutet auf den Einsatz von Lachesis hin. Außerdem besteht eine Überempfindlichkeit der Betroffenen gegen enge Bekleidung. Wunden bluten stark und dunkel.

▶ Lachesis hilft Patienten, die viel reden und die tagsüber oft zu müde sind, um zu arbeiten. Diese Menschen sind meistens argwöhnisch und eifersüchtig.

Ledum/Sumpfporst

Modalitäten
Verschlechterung bei Wärme. Besserung durch Kälte.

Ledum ist ein gut geeignetes Mittel bei allen Bissen und Stichen, die durch Insekten, insbesondere Bienen, aber auch durch Nägel hervorgerufen wurden.

▶ Es ist das Mittel bei Rheumaerkrankungen ohne Fieber, Arthritis (Gelenkentzündungen) und Gicht.

▶ Es hilft auch gegen Tierbisse, gegen Spinnengift und allergische Reaktionen.

▶ Bezeichnend für Ledum sind die in den betroffenen Körperteilen herrschende Kälte und Frostigkeit.

Lycopodium/Bärlapp

▶ Lycopodium gilt als das Männermittel. Wer unter starken Blähungen im Unterbauch leidet, braucht Lycopodium zur Linderung. Der Betreffende hat ständig Heißhunger, ist aber schon nach wenigen Bissen satt.

▶ Es besteht ein großes Verlangen nach Süßigkeiten. Die Beschwerden beginnen meist rechts und wandern dann nach links hinüber.

▶ Lycopodium ist ein bedeutendes Lebermittel, d. h., dass es bei allen sich von der Leber ableitenden Stoffwechselsymptomen wie beispielsweise Blähungen, Durchfall, aber auch Verstopfung, Gicht, rheumatischen Erkrankungen und sogar Krampfadern wirkt.

Modalitäten
Verschlechterung zwischen 16 und 20 Uhr sowie morgens. Ein Fuß oder eine Hand kann jeweils kalt sein, der andere Fuß oder die andere Hand ist warm. Besserung im Freien und durch Bewegung.

Magnesium phosphoricum/ Magnesiumphosphat

Magnesium phosphoricum wirkt krampflösend und schmerzlindernd bei Bauchkrämpfen und starken Blähungen. Es hilft bei vielen anfallsweise auftretenden bohrenden und schießenden neuralgischen Schmerzen sowie bei krampfartigen Menstruationsbeschwerden oder Schreibkrämpfen.

Modalitäten
Verschlimmerung durch Kälte, Bewegung und Berührung. Besserung durch Wärme, bei Koliken durch Zusammenkrümmen und Druck.

Mercurius solubilis/Quecksilber

Mercurius hilft bei Beschwerden verschiedener Körperregionen:
▶ Darm: Wichtig ist das Mittel bei starkem Durchfall und Ruhr.
▶ Magen: Sodbrennen, fauliges Aufstoßen oder chronische Magenverstimmungen lassen sich behandeln.
▶ Atemwege: Der Husten ist rauh und trocken, meist zwei Hustenstöße hintereinander. Man kann nicht auf der rechten Seite liegen.
▶ Mundschleimhäute: Eine erhöhte Speichelproduktion tritt hauptsächlich nachts auf. Der Patient leidet unter üblem Mundgeruch und metallischem Mundgeschmack. Bei schwammigem, zurückweichendem Zahnfleisch oder Aphthen auf der Zunge wird ebenfalls eine gute Wirkung erzielt. Starker Durst besteht, obwohl der Mund feucht ist.
▶ Zähne: Hauptsächlich bei nächtlichen Zahnwurzelschmerzen.
▶ Nebenhöhlen: Die Nasenöffnungen sind wund, bei Sonnenschein wird Niesen ausgelöst. Eine Mittelohrentzündung ist oft rechtsseitig.
▶ Kopf: Bei Wetterabhängigkeit, Spannungsgefühl im Kopf.
▶ Allgemein: Es besteht eine Neigung zu schlecht heilenden, eitrigen, übel riechenden Geschwüren, zitternden Händen und öliger Haut.

Modalitäten
Verschlimmerung durch Schwitzen, nachts, durch Bettwärme – vor allem bei Hautkrankheiten das Brennen und Jucken –, durch nasskaltes Wasser.

Natrium muriaticum, Natrium chloratum/Kochsalz

Natrium muriaticum ist ein gut wirksames Mittel bei lang andauerndem Kummer, bei Trauer und Enttäuschungen, die dann eine Krankheit zur Folge haben.

▶ Die Menschen, die Natrium muriaticum benötigen, wollen alleine sein, um zu weinen. Sie können sehr reizbar werden, wenn man sie ignoriert. Sie tun viel für ihre Mitmenschen.

▶ Wer Natrium muriaticum braucht, ist tagsüber schläfrig, besonders nach dem Essen. Die Betroffenen sind trotz Heißhungers und starkem Durst mager, hauptsächlich am Hals, sie haben eine Vorliebe für salzige Brezeln, salziges Fleisch, scharf gewürzte Speisen. Bei Verstopfung ist der Stuhl trocken. Typisch ist, dass die Patienten in Gegenwart anderer keinen Harn lassen können.

▶ Gute Wirkung hat das Mittel auch bei Kopfschmerzen, Migräne, Bronchitis, Schnupfen und Beschwerden der Verdauungsorgane sowie bei Hauterkrankungen.

Modalitäten
Verschlechterung durch Trost, Ärger, Kummer, direkte Sonnenbestrahlung, Geräusche, Geschlechtsverkehr. Besserung durch Fasten, enge Kleidung und Hinlegen, auch nachmittags und abends.

Nux vomica/Brechnuss

Meist ein Männermittel, eignet sich Nux vomica besonders für dünne, aktive, nervöse, stressgeplagte Managertypen, die schwere Mahlzeiten lieben, sie aber nicht vertragen. Sie sind oft starke Raucher und Kaffeetrinker. Sie leiden unter einem ständig trockenen Mund.

▶ Nux vomica wird als Mittel bei Krämpfen, die bei Migräne, Magenentzündungen und Zwölffingerdarmgeschwüren oder spastischen Verstopfungen auftreten, eingesetzt. Es hilft gegen Magenbeschwerden mit Sodbrennen und Aufstoßen, Völlegefühl (ein bis drei Stunden nach dem Essen), Verdauungsbeschwerden nach zu reichlichen, zu fetten Speisen; nach zu viel Alkohol, Kaffee, Nikotin. Der Betroffene friert leicht und erkältet sich oft durch Kälte und Luftzug.

▶ Bei Frauen, die die Regel ablehnen, weil sie in dieser Zeit »nicht funktionieren« können, wirkt es bei Menstruationsbeschwerden.

Modalitäten
Verschlechterung morgens, durch geistige Überarbeitung, nach dem Essen, durch Medikamente und Stimulanzien. Besserung abends, in Ruhe und nach kurzem Schlaf.

Phosphorus/weißer Phosphor

Für kontaktfreudige, herzliche und hilfsbereite Menschen eignet sich Phosphorus. Die Personen sind schlank gebaut, oft mager oder dünn und schnell erschöpft. Charakteristisch sind helles oder rötliches Haar und bei Kindern und Jugendlichen ein rasches Wachstum.

▶ Der Phosphortyp hat Angst vor Dunkelheit, Alleinsein und Gewittern. Er ist rasch erschöpft, erholt sich aber ebenso schnell wieder. Er ist besonders empfindlich gegenüber Geräuschen und Gerüchen. Er hat eine leuchtende, beeindruckende Ausstrahlung.

▶ Setzen Sie Phosphorus ein, wenn Hände und Füße brennen oder der Rücken von unten nach oben brennt; die Schmerzen können aber auch zwischen den Schulterblättern auftreten. Der Betroffene kann nicht auf der linken Seite liegen.

▶ Oft erbrechen Phosphortypen Essen und Trinken, kaum dass die Nahrung im Magen ist. Es besteht Ekel vor abgekochter Milch, starker Durst auf kalte Getränke; Herzklopfen, Sodbrennen, Atemnot sowie Blutungen aus allen Organen sind möglich. Diese Menschen bekommen leicht blaue Flecken.

Modalitäten

Verschlechterung abends und nachts, durch Aufregungen und Anstrengung. Besserung durch Ruhe und Schlaf, durch Wärme und Dunkelheit.

Pulsatilla/Küchenschelle

Pulsatilla ist ein typisches Frauen- und Kindermittel. Es ist gut wirksam bei meist sanften, häufig weinenden, oft rötlich-blonden, mädchenhaften Frauen. Diese sind mild und gutmütig, können aber auch leichtsinnig und schalkhaft sein. Sie sind widersprüchlich und launisch, besonders wenn sie krank sind. Pulsatillamenschen können schlecht alleine bleiben, sie lieben die Gesellschaft und sind sehr mütterlich.

▶ Charakteristisch für den Einsatz von Pulsatilla sind wandernde und wechselhafte Beschwerden, oder wenn auffallend viele Augen- und Ohrenkrankheiten auftreten.

▶ Die Absonderungen der Schleimhäute sind meist dick und rahmigmild. Es besteht ein Verlangen nach frischer Luft, trotzdem kommt es zu starkem Frösteln und kalten Füßen. Hitzewallungen, rasche Stimmungswechsel sowie eine verstärkte Neigung zu Krampfadern können hinzutreten.

▶ Verdauungsbeschwerden treten nach fettem, schwerem Essen auf; es besteht nur wenig Durst. Pulsatilla ist zudem ein hervorragendes Wehenmittel. Bewährt ist sein Einsatz bei Erkrankungen, die nach Durchnässen entstehen, z. B. Blasenbeschwerden.

Modalitäten

Verschlechterung durch Wärme, warme Luft, beheizte Räume, fettes und reichliches Essen, abend und in Ruhe, vor und während der Menstruation. Besserung in kühler, frischer Luft, durch kalte Umschläge. Deutliche Besserung durch Zuwendung und Trost sowie durch leichte Bewegung.

Rhus toxicodendron/Giftefeu

Als »Möbelpacker«- oder »Umzugs«mittel hilft Rhus toxicodendron bei allen Folgen von Nässe und Kälte.

▶ Es hilft also bei Zerrungen und Verrenkungen, bei Verheben und nach Überanstrengung, bei Gelenkschmerzen mit Steifheit sowie beim Schulter-Arm-Syndrom. Setzen Sie es bei rheumatischen Schmerzen durch kaltes und feuchtes Wetter ein.

▶ Kennzeichnend bei Beschwerden des Bewegungsapparats ist eine anfängliche Verschlimmerung bei Bewegung, die sich aber bei fortlaufender Bewegung bessert. Weitere Einsatzmöglichkeiten: bei Neuralgien, Ischias- und Trigeminusschmerzen; bei brennenden, juckenden Hautausschlägen mit Bläschenbildung; bei Grippe mit Gliederschmerzen sowie bei trockenem oder kitzelndem Husten.

Sepia/Tinte des Tintenfischs

Sepia ist ein wichtiges Frauenmittel. Die klassische Sepiafrau ist schlank und brünett, wirkt aber sehr abgespannt, was sich durch ihre schlaffe Haltung zeigt. Oft hat sie kalte Hände und Füße und friert leicht. Sie ist kritisch und misstrauisch, wünscht sich Ruhe und Einsamkeit. Es besteht nur wenig Bedürfnis nach Familie und Sex. Die Selbständigkeit ist ihr sehr wichtig. Eine Neigung zu Depressionen liegt vor.

Ruta graveolens/Gartenraute, Weinraute

▶ Ruta graveolens ist hilfreich bei allen Quetschungen, Zerrungen, Prellungen mit Verletzung der Knochenhaut und bei Sehnenschmerzen.

▶ Es kann auch erfolgreich bei Sehnenscheidenentzündung oder Tennisarm eingesetzt werden. Auch Muskelrheuma spricht gut darauf an.

▶ Wenn die Augen durch zu viel Fernsehen oder zu lange Arbeit am Computer übermüdet sind, lindert Ruta auftretende Kopfschmerzen, Brennen und Hitzegefühl.

▶ Die Sepiafrau hasst den Haushalt, macht sich aber dennoch ständig Sorgen darum. Wenn sie den zaghaften Versuch macht, aus ihrem Alltag auszubrechen, rennt sie weg, um ganz alleine (!) einen langen Spaziergang zu machen.

▶ Sepia heilt nervöse Störungen, Menstruationsbeschwerden und klimakterische Schmerzen mit Hitzewallungen und Schweißausbrüchen.

▶ Erfolgreich anzuwenden ist Sepia bei Übelkeit und Brechreiz, die auftreten, wenn man ganz bestimmte Speisen auch nur sieht, beispielsweise in der Schwangerschaft. Gegen ein Leeregefühl im Magen, auch unmittelbar nach dem Essen, hilft Sepia ebenfalls.

▶ Sepia ist auch anzuwenden bei chronischen Magen-Darm-Entzündungen, bei Krampfadern, Hämorrhoiden, immer im Zusammenhang mit hormonalen Störungen.

▶ Weitere Einsatzmöglichkeiten sind ein Senkungsgefühl der Blase, Schwierigkeiten, den Urin zu halten sowie das Gefühl, die Gebärmutter dränge nach unten. Gut wirksam ist es bei Verstopfung mit Kugelgefühl im Enddarm sowie bei juckenden, trockenen oder bläschenförmigen Hautausschlägen. Männern hilft es gegen Prostataentzündung.

Modalitäten
Verschlechterung in Ruhe, vor und während der Menstruation, in vollen Räumen, in stickigen Zimmern, bei Feuchtigkeit, nach dem Schwitzen. Besserung durch intensive Bewegung, nach heißen Anwendungen.

Silicea/Kieselsäure

Für ängstliche und zurückhaltende Menschen gibt es Silicea. Sie empfinden eine chronische Frostigkeit, mit kalten Händen und Füßen. Siliceatypen haben ein ausgesprochen gutes Gedächtnis, sie brauchen aber oft überdurchschnittlich lange, bis sie mit einer Arbeit fertig sind, weil sie immer noch etwas verbessern wollen. Sie sind nachgiebig und unentschlossen, oft auch sehr schreckhaft.

▶ Typisch ist auch der kalte Kopf- und Fußschweiß, der an den Sohlen und zwischen den Zehen wund macht und übel riecht. Es besteht Angst vor spitzen Gegenständen und Überempfindlichkeit gegenüber Geräuschen. Siliceakinder sind schüchtern und furchtsam, brauchen den Zuspruch der Mutter. Sie wollen oft nicht richtig gedeihen.

▶ Das Mittel hilft bei allen Eiterungen, die mit Haut, Nägeln und Haaren zusammenhängen, ebenso bei Stockschnupfen mit Geruchsverlust, bei trockenen Krusten in der Nase.

Modalitäten
Verschlechterung durch Zugluft und Kälte, Entblößen des Kopfes, frische Luft und Bewegung, auch nachts und beim Hinlegen. Besserung durch warmes Einhüllen, überhaupt durch Wärme. Magenbeschwerden bessern sich durch kaltes Essen.

▶ Es wirkt auch bei Verstopfung, mit dem Gefühl, der Stuhl schlüpft zurück. Außerdem ist es bei Kopfschmerzen, die im Nacken beginnen und zu den Augen ziehen, sehr hilfreich.

Sulfur/Schwefelblüte

Modalitäten

Verschlimmerung um elf Uhr vormittags, durch Stehen, Bettwärme, Wasser, Aufenthalt in warmen Zimmern. Besserung durch Bewegung, warmes und trockenes Wetter, Liegen auf der rechten Seite.

Das Äußere des Sulfurtyps wirkt ungepflegt, er liebt alte Kleidung, die er immer wieder anzieht. Die Haare sind glanzlos und struppig. Oft ist er eigensinnig und egoistisch, dabei durchaus kontaktfreudig. Er kann stundenlang laufen, längeres Stehen dagegen ist ihm unerträglich. Er streckt die heißen Füße nachts aus dem Bett oder deckt sich ganz auf.

▶ Großes Schwächegefühl entsteht gegen elf Uhr vormittags, dann muss unbedingt etwas gegessen werden; der Hunger ist gierig. Wenn Sulfurmenschen fasten müssen, leiden sie unter Kopfschmerzen. Großes Verlangen besteht nach Süßigkeiten. Der Mensch ist tatkräftig und geschäftig, aber plötzlich voller Abneigung gegen den Beruf. Er

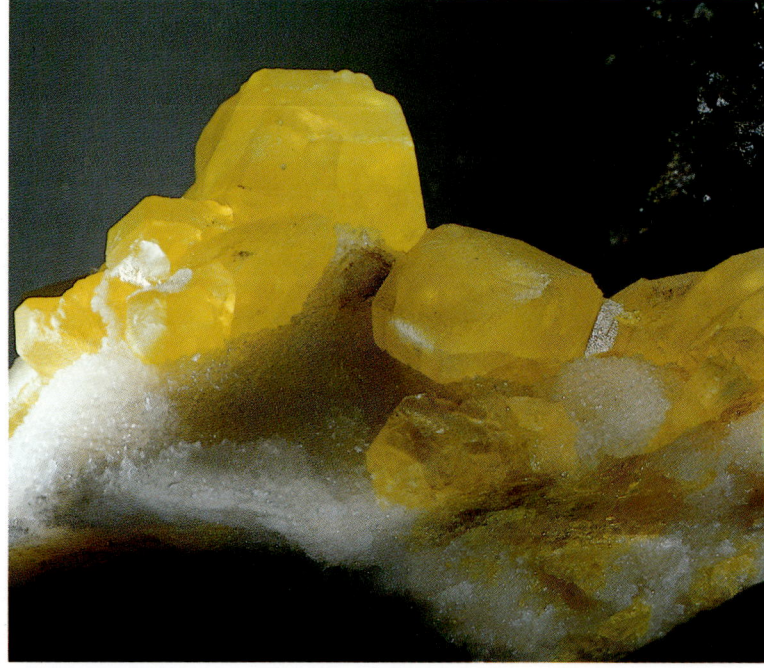

Das chemische Element Schwefel (Sulfur) gehört zu den Nichtmetallen. Es kristallisiert zu einem gelben, spröden Gebilde (hier Schwefelkristall auf Kalzit) aus.

wacht häufig auf und wird durch das geringste Geräusch geweckt (»Katzenschlaf«). Charakteristisch sind die unreine, trockene Haut und das spröde Haar. Es besteht die Neigung zu juckenden Hautleiden.

▶ Sulfur setzt als Arzneimittel vieles in Bewegung, wenn der Patient auf andere homöopathische Arzneimittel nicht oder kaum reagiert. Es ist ein sehr umfassendes Mittel und wichtig für alte Menschen. Sulfur hilft bei akutem oder chronischem Darmkatarrh, bei Verstopfung und Hämorrhoiden – wenn die Modalitäten stimmen. Außerdem setzt man es bei brennenden Schmerzen, bei Akne, Ekzemen, Furunkeln, Krampfadern und Asthma ein.

Thuja occidentalis/abendländischer Lebensbaum

Zu Hahnemanns Zeiten war Thuja das Hauptmittel gegen Gonorrhö. Heute hilft es bei vielen Nachwirkungen dieser Krankheit.

▶ Typischer Einsatz für Thuja sind Hautausschläge, wenn sie an den von der Kleidung bedeckten Partien auftreten. Hilfreich ist es auch bei verschiedenen Formen von Warzen, z. B. Feigwarzen, bei rissigen, brüchigen, auch bei weichen, abblätternden Nägeln. Allen negativen Folgen von Impfungen wirkt Thuja entgegen.

▶ Chronischen Entzündungen der Blase, Brennen und Schneiden beim Wasserlassen begegnen Sie mit Thuja, wenn das charakteristische Gefühl auftritt, als bleibe nach dem Wasserlassen noch etwas in der Harnröhre zurück. Männern hilft dieses Mittel gegen Prostataentzündung und -vergrößerung.

Modalitäten
Verschlechterung bei Feuchtigkeit und Kälte, beim Strecken, nach dem Impfen, durch ständiges Teetrinken. Besserung in Ruhe, in der Wärme, in frischer Luft und durch Hochziehen der Glieder.

Veratrum album/weißer Germer

Veratrum album ist ein hervorragend wirkendes Mittel bei plötzlichem Kreislaufkollaps mit kaltem Stirnschweiß.

▶ Es wird eingesetzt bei Übelkeit mit Erbrechen und Durchfall sowie bei akuten Lebensmittelvergiftungen, Sommerdurchfällen oder extremer Schwäche nach jedem Stuhlgang. Der Kranke ist völlig kraftlos und hat eine eisige Nasenspitze.

Modalitäten
Verschlechterung durch Bewegung, nach dem Trinken, während oder nach dem Stuhlgang. Besserung durch Druck auf den Scheitel.

Impressum

© 1997 Südwest Verlag GmbH
in der Verlagshaus Goethe-
straße GmbH & Co. KG,
München

3. Auflage 1999

Lektorat:
Dr. Judith Schuler
Medizinische
Fachberatung und
Redaktionsleitung:
Dr. med. Christiane Lentz
Bildredaktion:
Sabine Kestler
Produktion:
Manfred Metzger
Umschlag:
Till Eiden
Layout/DTP/Satz:
Wolfgang Lehner
Druck:
Color-Offset, München
Bindung:
R. Oldenbourg, München

Printed in Germany

Gedruckt auf chlor-
und säurearmem Papier

ISBN 3-517-01934-8

Über die Autoren

Michael Helfferich ist Apotheker und Heilpraktiker mit eigener Praxis in Markt Indersdorf. Seit vielen Jahren ist sein besonderer Schwerpunkt die Homöopathie. Er leitet Seminare zum Thema in der Toskana.

Walther Hohenester ist Apotheker und Autor zahlreicher Sachbücher.

Literatur

Gemmel, D./Haeusler, W.: Homöopathie für alle Tage. dtv. München 1996

Helfferich, M./Hohenester, W.: Ganzheitlich heilen durch Homöopathie. Südwest Verlag. 6. Auflage, München 1998

Pahlow, M./Buchtala, E.: Mit Homöopathie natürlich behandeln. Gräfe & Unzer. München 1995

Wiesenauer, M.: Homöopathie. Trias. Stuttgart 1989

Zittlau, J./Kriegisch, N./Heinke, D.-P.: Hausmittel – die bewährte Hausapotheke gegen alle Krankheiten. Südwest Verlag. 5. Auflage, München 1997

Bezugsquelle für homöopathische Taschenapotheken

Pestalozzi Apotheke, Hauptstraße 29, D-79540 Lörrach-Stetten, Tel. 07621 / 91 98 90

Hinweis

Das vorliegende Buch ist sorgfältig erarbeitet worden. Dennoch erfolgen alle Angaben ohne Gewähr. Weder Autoren noch Verlag können für eventuelle Nachteile oder Schäden, die aus den im Buch gemachten praktischen Hinweisen resultieren, eine Haftung übernehmen.

Bildnachweis

Archiv für Kunst und Geschichte, Berlin: 6; Botanik-Bildarchiv Laux, Biberach: U4, 19, 29, 35, 39, 43, 58, 67, 80, 83; Christian Weise Verlag, München: 12, 49; Das Fotoarchiv, Essen: 1; Hochleitner Rupert Dr., München: 92; Rehm Claudia, München: Titelbild, 5

Arzneimittelregister

Acidum carbolicum 68
Acidum nitricum 16
Acidum sulfuricum 16
Aconit 44, 53, 70
Aconitum 21, 32, 54, 56, 61
Aconitum compositum 54
Aconitum napellus 51, **80**
Aesculus 36
Aethusa 30
Alkohol 8f.
Allium cepa 63, **80**
Alumen 76
Ammonium carbonicum 72
Antimonium crudum 49
Apis 21, 24, 38, 40, 55, 59, 71, **81**
Arnica 41, 59, 65, 66, 73, 78, **81**
Arsenicum album 26, 31, 61, 64, 74, 75, **82**
Arum maculatum 72
Arum triphyllum 72
Atropinum sulfuricum 33

Belladonna 12, 20, 32, 38, 42, 55, 67, 69, 70, 73, **82**
Bellis perennis 60
Berberis 25
Borax 15
Bromum 57, 71
Bryonia 42, 43, 65, 66, 75, 79, **82**

Caladium 46
Calcium carbonicum 18, 72
Cantharis 25, 69, 75
Capsicum 40, 73
Carbo vegetabilis 23, 40, 68, **83**
Causticum 41, 75

Cedron 50
Chamomilla 26, 39, 53, 55, 62, **83**
Chelidonium 34, 51
China 16, 17, 23, 28, 76, **84**
Cocculus 57
Coffea 53, 56, 62
Colocynthis 19, 34, 47
Conium 58, 60

Drosera 45
Dulcamara 25

Echinacea angustifolia 31
Eupatorium perfoliatum 36
Euphrasia 20, 63

Ferrum metallicum 65
Ferrum phosphoricum 21, 33, 56, 69, 74, **84**

Gelsemium 35, 56 , 70, **84**
Glonoinum 69, 70
Gnaphalium 47
Graphites 30, 73

Hamamelis 37, 74
Hepar sulfuris 12f., 15, 30, 38, 42
Hyoscyamus 59
Hypericum 46, 51, 65

Ignatia 17, 62, **85**
Ipecacuanha 28, 31, 44
Iris versicolor 68

Juglans regia 14

Kalium bichromicum **85**
Kalium bromatum 14, 61
Kalium carbonicum **85**
Kalium phosphoricum 52, 62

Lachesis **85**
Ledum 46, **86**
Luffa 63
Lycopodium 17, 23, 25, 68, 76, **86**

Magnesium chloratum 75
Magnesium phosphoricum 18f., 33, 47, 51, **87**
Melilotus 71
Mercurius solubilis 40
Mezereum 52

Natrium carbonicum 77
Natrium muriaticum 22, 77, **87**
Natrium sulfuricum 77
Nux moschata 48
Nux vomica 18, 24, 27, 30, 36, 40, 41, 48, 50, 54, 66, 68, 76, 78, **88**

Opium 76

Paeonia 37
Petroleum 57
Phosphor 44, 72, **88**
Phytolacca 38
Plumbum metallicum 76
Podophyllum 28
Pulsatilla 20, 24, 26, 34, 40, 48, 49, 50, 54, 64, **89**

Rhododendron 77
Rhus toxicodendron 22, 30, 35, 40f., 60, 61, 64f., 66, **90**
Robinia 67
Ruta graveolens 21, 65, **90**

Sambucus 40, 64
Selenium 13
Sempervivum 15
Sepia 21, **90**
Silicea 13, 41, **91**

Sinapis nigra 50
Solanum tuberosum 17
Spongia 45
Staphisagria 46
Sticta pulmonaria 58
Sulfur 17, 29, **92**
Symphytum 66

Tabacum 57
Taraxacum 51
Teucrium 50
Thuja 22, **93**

Urtica urens 74
Urtinktur 7

Valeriana 47, 52
Veratrum album
  27, 71, **93**
Vincetoxicum 31

Zincum metallicum 61
Zincum valerianicum 52

Sachregister

Abszess 12f.
Ähnlichkeitsgesetz 7
Ähnlichkeitslehre 7
Ähnlichkeitsprinzip 6
Akne 13ff.
Anamnese 6
Aphthen 15f.
Appetitstörungen 16ff.
Appetitzügler 17

Bauchschmerzen 18f.
Bindehautentzündung 20ff.
Blähungen 22ff.
Blasenentzündung 24f.

C-Potenzen 8f.

Dosierung, richtige 10f.
D-Potenzen 8f.
Durchfall 26ff.

Einnahme 11
Ekzeme 29f.
Erbrechen 30f.
Erkältungen 31

Fieber 32f.
Fußbäder 24

Gallenblasen-
  beschwerden 33f.
Globuli 7

Hämorrhoiden 36f.
Hahnemann, Samuel 7
Halsschmerzen 37ff.
Hautausschläge 29f.
Heiserkeit 39ff.
Heuschnupfen → Schnupfen
Hexenschuss 41f.
Husten 42ff.

Infekt, grippaler 34f.
Insektenstiche 46f.
Ischialgie 47

Kater
Konstitutionsmittel 11

LM-Potenzen 8f.

Magenschmerzen 48ff.
Maßnahmen,
  fiebersenkende 32
Mittel, richtige 10
Mundgeruch 50f.
Mundschleimhaut 15f.

Nervenschmerzen 51f.
Nervosität 52f.
Neurodermitis 29
Nierenentzündung 24f.

Ohnmacht 53f.
Ohrenschmerzen 54ff.

Potenzierung 7

Quantentheorie 9

Reisekrankheit 56f.
Reizhusten 57ff.
Rückenschmerzen 59f.
Ruhelosigkeit 60f.

Schlaflosigkeit 62f.
Schnupfen 63f.
Schulterschmerzen 64f.
Schwangerschafts-
  gelüste 17
Sehnenscheiden-
  entzündung 66f.
Sodbrennen 67f.
Sonnenbrand 68f.
Sonnenstich 69ff.
Stimmverlust 71f.

Übergewicht 72f.
Untersuchung,
  homöopathische 6
Urtinktur 7

Verbrennungen 73ff.
Verstopfung 75f.

Wetterfühligkeit 77f.

Zahnfleischbluten 78
Zerrungen 78f.
Zwiebelsäckchen 55